供长学制本科、普通本科及专科的基础、临床、护理、预防、口腔、中医、药学、医学技术类等专业实验教学用

组织学与胚胎学实习教程

主 编 张 雷 邵素霞

副主编 刘慧雯 牛嗣云 曲银娥 陈 炜
隋月林 张文静 王 越

编 委（按姓名汉语拼音排序）

常世阳（河北医科大学）　　　　王立轩（河北医科大学）

陈 炜（河北医科大学）　　　　王 越（石家庄医学高等专科学校）

高 政（河北大学）　　　　　　吴靖芳（河北北方学院）

龚 森（河北医科大学）　　　　吴 明（河北医科大学）

李 航（河北医科大学）　　　　张金平（河北医科大学）

李 莉（河北医科大学）　　　　张 雷（河北医科大学）

刘东华（哈尔滨医科大学）　　　张文静（河北北方学院）

刘慧雯（哈尔滨医科大学）　　　张亚楠（河北医科大学）

牛嗣云（河北大学）　　　　　　赵春芳（河北医科大学）

曲银娥（华北理工大学）　　　　赵 静（河北医科大学）

邵素霞（河北医科大学）　　　　赵秀军（河北医科大学）

隋月林（沧州医学高等专科学校）　赵 昱（河北医科大学）

田洋洋（河北医科大学）

北京大学医学出版社

ZUZHIXUE YU PEITAIXUE SHIXI JIAOCHENG

图书在版编目（CIP）数据

组织学与胚胎学实习教程 / 张雷，邵素霞主编 . —北京：
北京大学医学出版社，2023.1（2024.7 重印）
ISBN 978-7-5659-2796-6

Ⅰ . ①组… Ⅱ . ①张… ②邵… Ⅲ . ①人体组织学 -
教材②人体胚胎学 - 教材 Ⅳ . ① R32

中国版本图书馆 CIP 数据核字（2022）第 237528 号

组织学与胚胎学实习教程

主　　编：张　雷　邵素霞
出版发行：北京大学医学出版社
地　　址：（100191）北京市海淀区学院路 38 号　北京大学医学部院内
电　　话：发行部 010-82802230；图书邮购 010-82802495
网　　址：http://www.pumpress.com.cn
E-mail：booksale@bjmu.edu.cn
印　　刷：北京信彩瑞禾印刷厂
经　　销：新华书店
责任编辑：郭　颖　　责任校对：靳新强　　责任印制：李　啸
开　　本：850 mm×1168 mm　1/16　印张：8.25　字数：234 千字
版　　次：2023 年 1 月第 1 版　2024 年 7 月第 2 次印刷
书　　号：ISBN 978-7-5659-2796-6
定　　价：45.00 元

前　言

　　本书是在编委所在的 7 所院校历年所使用的组织学与胚胎学实习辅导教材、实习标本和模型的基础上，根据教学需要，按照教学大纲要求，经多所院校资深教师编写而成，其内容符合医学相关专业本科和专科的实习教学要求。

　　全书共计 23 个实习章节，其中实习一的内容为绪论，主要介绍组织学标本的制作、光学显微镜的基本结构和使用方法。实习二～实习十八为组织学标本实习部分，实习十九～实习二十三为胚胎学实习部分。本书涵盖了本科、专科组织学与胚胎学的所有实习内容，系统介绍了组织学与胚胎学的实习目的、内容及范围，同时根据形态学学科特点，增加了"识图辨结构"模块，考查学生对典型结构特点的掌握情况。另外，还增加了"巩固与提高"内容，通过紧扣重点知识的习题练习，帮助学生掌握重点教学内容。此外，还在电子资源中附上了各章节实习内容的讲解视频，视频内容包括器官的解剖位置、光镜和电镜结构及部分病理联系内容，清晰度高，讲解透彻，学生可以反复观看。

　　本书是一本非常实用的实习指导，可以指导学生实习组织学与胚胎学内容，通过实习、识图和习题的练习以及观看视频等多种形式，使学生更好地掌握本学科知识点。

　　需要特别提出的是，河北医科大学的王丽老师为本书提供了部分电镜图片，在此表示感谢。

　　由于时间仓促，虽力求完美，但书中可能仍有不足之处，望各位读者在使用过程中多加指正，以备今后修订和再版时参考。

张雷　邵素霞

目 录

实习一　组织学标本制作方法和显微镜的使用……………………………………………… 1

实习二　上皮组织………………………………………………………………………………… 5

实习三　结缔组织………………………………………………………………………………… 10

实习四　软骨和骨………………………………………………………………………………… 15

实习五　血液……………………………………………………………………………………… 20

实习六　肌组织…………………………………………………………………………………… 24

实习七　神经组织………………………………………………………………………………… 28

实习八　循环系统………………………………………………………………………………… 32

实习九　免疫系统………………………………………………………………………………… 37

实习十　皮肤……………………………………………………………………………………… 42

实习十一　内分泌系统…………………………………………………………………………… 46

实习十二　消化管………………………………………………………………………………… 51

实习十三　消化腺………………………………………………………………………………… 57

实习十四　呼吸系统……………………………………………………………………………… 62

实习十五　泌尿系统……………………………………………………………………………… 66

实习十六　男性生殖系统………………………………………………………………………… 70

实习十七　女性生殖系统………………………………………………………………………… 74

实习十八　眼和耳………………………………………………………………………………… 79

实习十九　人体胚胎学总论……………………………………………………………………… 84

实习二十　颜面的发生…………………………………………………………………………… 89

实习二十一　消化系统和呼吸系统的发生……………………………………………………… 93

实习二十二　泌尿系统和生殖系统的发生……………………………………………………… 99

实习二十三　心脏的发生………………………………………………………………………… 103

参考答案…………………………………………………………………………………………… 107

实习一

组织学标本制作方法和显微镜的使用

 实验目的

1. 掌握组织学标本制作方法及各步骤的作用。
2. 掌握使用显微镜观察和分析组织标本的技能。

一、石蜡切片标本制作方法

此方法是最常用的组织学标本制作方法，包括以下几个步骤：取材、固定、脱水、透明、浸蜡、包埋、切片、染色及封片。

（一）取材和固定

1. 取材 从人体或动物体内取下器官或组织材料的过程。以肝为例，取材步骤为：将动物麻醉后腹部向上固定在取材板上，打开腹腔，用手术刀迅速切下 5 mm³ 大小的肝组织块，经生理盐水清洗后立即投入固定液内。为防止细胞自溶，尽量保持组织原有的结构和化学组成，取材时动作要迅速，并且最好在冰上操作。

2. 固定 应用化学试剂使细胞中的有机成分和无机成分凝固产生沉淀，以保存生活状态的结构。固定所使用的化学溶液称为固定液。常用固定液为 4% 多聚甲醛，固定液体积应为取材组织体积的 20 倍左右。将取材后的组织放入固定液中，在 4℃ 条件下固定 24 ～ 48 h 后用缓冲液清洗，然后进行后续的脱水和透明。

（二）脱水和透明

1. 脱水 普通的固定液大多是水溶液，由于固定好的组织块内含有大量的水分，但水和石蜡不能混溶，因此在浸蜡和包埋前，必须借助脱水剂进行组织脱水。常用的脱水剂为不同浓度的乙醇，脱水过程必须充分，否则会引起组织块的收缩变形。一般从 70% 乙醇开始脱水，经 80% 乙醇、90% 乙醇、95% 乙醇、100% 乙醇 -1、100% 乙醇 -2 共 6 个步骤，每个步骤约 2 h。

2. 透明 石蜡不溶于乙醇而溶于二甲苯，因此组织块经脱水后须再用二甲苯置换出乙醇。组织块浸入二甲苯后逐渐变得透明，故此步骤称为透明。透明时间根据组织块的大小和性质而定。

（三）浸蜡和包埋

1. 浸蜡 将透明好的组织块放入包埋机的包埋槽内的蜡液中 4 ～ 6 h，保证包埋用的石蜡渗入到所有的组织间隙中，并将组织中的二甲苯用石蜡置换出来。

2. 包埋 将浸好蜡的组织块包埋在蜡液中，待蜡液凝固后得到组织蜡块，通过修整即可用于切片。

（四）切片和展片

利用轮转式切片机制作组织学切片，切片的厚度为 3 ～ 7 μm。因切好的蜡片上的组织有皱褶，因此需要在水浴锅中展片后再贴到载玻片上，然后放入 45 ℃恒温箱中烤干。

（五）脱蜡、染色、脱水和透明

1.脱蜡　烤好的石蜡切片内的组织中充满石蜡，不能使水溶性的染料着色，染色前必须经过二甲苯将石蜡洗脱干净。脱蜡后切片通过下行梯度乙醇最后至蒸馏水。

2.染色　利用染料将组织内的各结构染色后便于观察，常用的染色方法为苏木精-伊红染色［见步骤（七）］。

3.脱水和透明　染色后切片组织内含水分，须使用梯度乙醇将组织内的水逐步置换出来，最后浸入不含水的透明剂二甲苯中透明，以方便观察其细微结构。

（六）封片

为了保证组织切片的长期保存，应用中性树胶将组织切片封固，晾干后观察。

（七）苏木精-伊红染色

苏木精-伊红染色，简称 HE 染色，为常用的组织学标本染色方法，统称常规染色。染色步骤如下：

1.脱蜡　将烘烤后的切片放入二甲苯中 2 次，每次 3 min，以便将石蜡洗脱干净。

2.乙醇浓度梯度下行至水　脱蜡后，将切片放入无水乙醇 2 次，每次 3 min，洗去二甲苯；后经 95% 乙醇、90% 乙醇、80% 乙醇和 70% 乙醇，每个梯度 3 min；随后入蒸馏水浸洗。

3.苏木精染色　将蒸馏水浸洗过的切片放入苏木精染液中染色约 3 min。

4.分色和蓝化　将切片从染液中取出后用自来水冲洗，洗去浮色后，放入含 1% 盐酸的 70% 乙醇溶液中进行分色，脱去多余的染料，之后再用自来水浸洗 10 min 使细胞核蓝化。

5.伊红染色　将蓝化后的切片放入 1% 伊红水溶液中浸染 3 ~ 5 min。

6.上行梯度乙醇脱水　用蒸馏水洗去附在载玻片上的伊红染液后，经 70% 乙醇、80% 乙醇、90% 乙醇分色和脱水，每个梯度 30 s，再经 95% 乙醇和 2 次无水乙醇脱水，每个梯度 5 min。

7.透明　将切片放入二甲苯 2 次，每次 5 min。

8.封片　从二甲苯中取出切片，在切片的组织上滴加适量中性树胶，盖上盖玻片，使树胶布满盖玻片与载玻片之间的间隙，封片完成。待盖玻片黏着牢固后，即获得可长期观察和保存的 HE 染色标本。

二、显微镜的主要结构及使用方法

（一）显微镜的主要结构

1.光学系统部分　目镜、物镜（低倍镜、高倍镜、油镜）、聚光器。

2.机械装置部分　镜座、镜柱、镜臂、目镜筒、物镜转换器、载物台、标本夹、标本移动器、粗准焦螺旋、细准焦螺旋、亮度调节钮、电源开关。

（二）显微镜的使用方法

1.准备　将显微镜置于桌面，距桌沿不得少于 5 cm。观察时身体及头部要摆正，两眼同时睁开，最好用左眼观察。

2.擦拭　用绸布擦拭显微镜的金属部分，用擦镜纸轻轻擦拭镜头上的污垢（若污垢较难清除，可蘸取少许无水乙醇擦拭）。严禁使用手、手帕或粗纸擦抹，以免磨损或污损镜头。

3.电源　应先将亮度调节钮调至最小亮度，然后打开电源开关，再将亮度调节钮调至合适的电压处。

4.对光　转动物镜转换器，将低倍镜对准透光孔，转动粗准焦螺旋，使物镜距载物台平面 1 cm 左右，从目镜观察，调整亮度调节钮及聚光器光圈，使整个视野得到均匀的亮光为宜。

5.肉眼观察　观察切片时，先了解标本的名称、来源及染色方法。用肉眼观察标本的大小及形态。将切片以盖玻片朝上的方向放置在载物台上，用标本夹固定好，旋转标本移动器，将切片上的组织推移至载物台透光孔的中央位置。

6. 低倍镜观察　转动物镜转换器，将低倍物镜转动至正对载物台透光孔处，听到"咔哒"声即为物镜转动到位。肉眼从镜侧面观察，用粗准焦螺旋调节低倍物镜镜头距切片标本约0.5 cm处，然后慢慢转动细准焦螺旋，使载物台缓慢上升，目镜观察得到清晰的物像后即可进行标本组织观察。

在观察切片时，若视野光线太强、切片染色太浅或透明度较大时，则需要缩小聚光器光圈，调节聚光器升降杆略降低聚光器或调整电压；反之，若视野较暗或切片染色较深，则需要扩大聚光器光圈，调节聚光器升降杆略升高聚光器或调整电压，以观察到清晰的物像为止。

7. 高倍镜观察　换用高倍镜观察组织结构时，应先将欲观察的标本组织移动至低倍镜视野正中，经聚焦得到清晰的物像后转动物镜转换器，将高倍物镜转动到位，继之调节细准焦螺旋，从目镜观察，得到清晰物像即可。

由于高倍镜头与切片标本相距较近，极易与切片相接触而将切片压碎，甚至将镜头损坏，因此，在使用高倍镜观察切片时，应使用细准焦螺旋聚焦，避免使用粗准焦螺旋损伤镜头及切片。

8. 油镜观察　个别标本需用油镜观察时，先将所需观察的标本组织置于视野中央，继之调节粗准焦螺旋，使载物台缓慢下降。在切片盖玻片上滴一滴液状石蜡或香柏油，之后转动物镜转换器将油镜镜头转动到位，用肉眼从物镜侧面观察，调节粗准焦螺旋使载物台缓慢上升，至油镜头已浸入油内，且将与切片接触时为止。继之用目镜观察，调节细准焦螺旋缓慢上升载物台，至得到清晰物像后即可进行观察。

在使用油镜观察切片组织时，需将聚光器移至最高位置，同时光圈亦应调大。油镜使用完毕后，需用镜纸蘸取少量无水乙醇将油镜头擦拭干净。

9. 整理用物　观察完毕，调节粗准焦螺旋使载物台下降，将切片从标本夹上取下，按照切片标号放入切片盒内。转动物镜转换器，使物镜不与聚光器相对，降下聚光器，扭动亮度调节钮将亮度调至最暗，关闭电源，盖上防尘罩。

（三）显微镜观察及使用注意事项

1. 显微镜是贵重的精密仪器，在使用时务必谨慎小心，充分掌握其正确的使用方法。

2. 观察组织标本时，应先进行肉眼观察，然后进行低倍镜观察以了解组织切片的全貌、层次及部位关系，最后进行高倍镜或油镜观察，以了解局部的组织结构。

3. 使用显微镜前，应首先检查显微镜的部件有无缺损，是否松动，若有缺损、松动，应及时上报维修。

4. 显微镜和组织切片要轻拿轻放，放置稳妥，细心操作。显微镜的零部件不得擅自拆卸，物镜及目镜不得随意摘下。

5. 注意维护显微镜的清洁，不得沾污显微镜的各种部件。若发现显微镜零部件有污渍，应及时擦拭干净，以免影响物像的清晰程度。

6. 有的显微镜目镜筒内有一根黑色的指示针从边缘伸至中央，这是用于指示标本部位的。当观察组织切片结构有疑问时，可将该部位对准指示针，以便请教教师。

三、巩固与提高

（一）A1 型题

1. 组织切片制作过程的正确排序是

　　A. 取材，固定，脱水，透明，浸蜡，包埋，切片，染色，封片

　　B. 固定，取材，脱水，透明，浸蜡，包埋，切片，染色，封片

C．取材，固定，透明，脱水，浸蜡，
包埋，切片，染色，封片

D．取材，固定，脱水，浸蜡，包埋，
透明，切片，染色，封片

E．取材，固定，脱水，透明，包埋，
浸蜡，切片，染色，封片

2．关于组织取材，下列说法错误的是
A．取材时动作要快，尽量在冰上操作
B．取材时选取组织部位要求根据不同器官选择具体位置
C．取材后的动物尸体应尽快收到垃圾箱中
D．取材前应该先准备好相应的固定液
E．取材后的组织应泡在固定液中4℃保存

3．关于组织脱水过程，下列说法错误的是
A．组织块含有的水分与石蜡不相容，所以需要脱水
B．脱水是为后期浸蜡创造条件
C．通常使用试剂为乙醇
D．直接使用纯乙醇脱水
E．脱水过程是将组织从低浓度乙醇逐步换到高浓度乙醇

4．关于组织切片 HE 染色原理正确的是
A．苏木精染液为碱性
B．使细胞内的染色质着蓝紫色的染料为嗜酸性
C．细胞外基质一般为蓝色
D．普通染色法中，染液的 pH 在 8 左右
E．中性粒细胞不着色

5．制作组织学标本最常用的染色方法为
A．高尔基染色
B．糖原染色
C．苏木精 - 伊红染色
D．马松染色
E．铁苏木精染色

6．下面有关显微镜的叙述错误的是

A．低倍镜换高倍镜后视野内细胞数目增多

B．目镜和物镜都能放大物像

C．对光时光线太暗应选用大光圈

D．如果视野中物像模糊不清，可以转动细准焦螺旋使物像清晰

E．使用高倍镜观察切片时，应转动细准焦螺旋聚焦

7．使用显微镜对光时，应在一条直线上的结构是
A．目镜、物镜、透光孔、光源
B．目镜、镜筒、物镜、透光孔
C．目镜、镜筒、物镜、光源
D．目镜、物镜、转换器、透光孔
E．目镜、物镜、转换器、光源

8．使用显微镜观察组织切片的正确顺序是
A．直接高倍镜观察
B．肉眼观察、低倍镜观察、高倍镜观察
C．肉眼观察后高倍镜观察
D．肉眼观察后油镜观察
E．直接油镜观察

9．要除去目镜、物镜上的灰尘，擦拭镜头的正确方法是
A．用纱布擦拭
B．用手擦拭
C．用擦镜纸擦拭
D．用手绢擦拭
E．用纸巾擦拭

10．下列是有关显微镜的构造及其作用，其中搭配正确的是
A．物镜转换器——可换用不同放大倍数的目镜
B．光圈——调节视野的大小
C．细准焦螺旋——使看到的物像更清晰
D．光源——调节物像的大小
E．粗准焦螺旋——调节光圈大小

（龚　森　张亚楠）

实习二

上皮组织

实验目的

1. 掌握各种被覆上皮的结构特点、分布及功能。
2. 了解腺上皮的结构和功能。

一、标本观察

（一）单层扁平上皮——间皮

1. **材料** 肠系膜铺片。
2. **染色** 镀银染色。
3. **观察内容**

（1）低倍镜观察：单层扁平上皮的表面观，细胞呈不规则形，细胞之间的界限呈明显的黑色网格状。

（2）高倍镜观察：上皮细胞呈多边形或不规则形，细胞之间界限呈黑色波浪状条纹，细胞核呈圆形或椭圆形未着色，位于细胞中央。

（二）单层扁平上皮——内皮

1. **材料** 中等动静脉切片。
2. **染色** HE染色。
3. **观察内容**

（1）低倍镜观察：在血管横断面上，首先找到血管管腔，管腔内表面被覆的为纵切面的单层扁平上皮，即内皮。

（2）高倍镜观察：在上皮的垂直切面上，细胞呈扁平梭形，内皮细胞含核的部位较厚，细胞核凸向管腔，细胞核蓝紫色，呈扁椭圆形，胞质很薄，细胞之间的界限不清楚。

（三）单层立方上皮

1. **材料** 甲状腺。
2. **染色** HE染色。
3. **观察内容**

（1）低倍镜观察：在标本中见到的圆形、椭圆形或不规则形的泡状结构为甲状腺滤泡。滤泡腔中粉红色、均质状的物质是胶质，周围构成滤泡壁且染色较深的结构是单层立方上皮。

（2）高倍镜观察：选取一个甲状腺滤泡观察。滤泡壁由一层立方形或矮柱状细胞构成，细胞核大，位于细胞中央，呈圆形，染成蓝紫色，胞质弱嗜碱性。

（四）单层柱状上皮

1. **材料** 胆囊。

2．染色 HE染色。

3．观察内容

（1）低倍镜观察：在胆囊的腔侧可见到许多指状突起，此为胆囊腔面的皱襞，其表面染色较深的为单层柱状上皮。

（2）高倍镜观察：在纵切面上观察单层柱状上皮的结构，上皮由一层排列整齐的高柱状细胞构成，细胞核呈长椭圆形，位于细胞近基底部，细胞核的长轴与细胞的长轴平行。细胞质被染成粉红色，细胞之间的界限清楚。

（五）假复层纤毛柱状上皮

1．材料 气管。

2．染色 HE染色。

3．观察内容

（1）低倍镜观察：在气管的腔侧，染色较深的为纵切面上的假复层纤毛柱状上皮，上皮游离面与基底面都较平整。

（2）高倍镜观察：分辨假复层纤毛柱状上皮的各种细胞，共由4种细胞构成：①柱状细胞：高柱状，基底面附着在基膜上，游离面伸达管腔，细胞核呈椭圆形，位置较高，在细胞游离面上有一排整齐且清晰的纤毛。②梭形细胞：位于其他细胞之间，细胞中间较宽、两端较窄，核较小，着色深，位于细胞中央。③锥体形细胞：位于上皮基底部，细胞界限不清楚，细胞核较小，位置低，呈椭圆形，染色较深，细胞顶端未达管腔。④杯状细胞：位于其他上皮细胞之间，顶端达上皮表面。细胞体积大，顶部膨大、底部狭窄，形如高脚杯，因此得名。细胞核呈三角形或者不规则形，着色较深，细胞顶部胞质中含有大量的黏原颗粒。在HE染色下，颗粒被溶解，故呈空泡状。杯状细胞表面没有纤毛。在纵切面上，每种细胞的细胞核位置高低不等，看似复层，但实际上每种细胞的基底部都附着在基膜上，实为单层，故称为假复层纤毛柱状上皮。上皮基底侧有一层嗜酸性、粉红色、染色均匀较厚的结构为基膜。

（六）复层扁平上皮

1．材料 食管。

2．染色 HE染色。

3．观察内容

（1）低倍镜观察：在食管腔侧，染色较深的为纵切的复层扁平上皮。

（2）高倍镜观察：复层扁平上皮由多层细胞构成，在纵切面上，细胞形态不一。紧靠基膜的一层基底层细胞为立方形或矮柱状，排列紧密，核着色较深，细胞质强嗜碱性。基底层上方是几层多边形细胞，细胞核呈圆形位于细胞中央。多边形细胞逐渐向腔面移行为几层梭形细胞，细胞核呈扁圆形、着色较深。最表层是扁平细胞，细胞核呈扁椭圆形且染色较深，表层细胞已经开始退化，并逐渐脱落。复层扁平上皮各层之间无明显分界。这种上皮与深部结缔组织的连接面凹凸不平，这种连接方式增加了两者的连接面积，保障上皮的营养供应。

（七）变移上皮

1．材料 膀胱。

2．染色 HE染色。

3．观察内容

（1）低倍镜观察：在膀胱腔侧可见因膀胱收缩而形成的皱襞，在其表面染色较深的为纵切的变移上皮。

（2）高倍镜观察：在膀胱收缩状态下，上皮较厚，细胞层数较多，从游离面向基底面分别为表层细胞、中间层细胞和基底细胞。表层细胞体积大，呈立方形，有时可见双核，细胞质嗜酸性，腔侧的细胞膜着色较深，这种细胞称为盖细胞。中间层细胞呈倒置的梨形位于中央。基底细胞体积较小，呈立方形或矮柱状，核圆形，较小，位于中央。

二、实习视频

三、巩固与提高

（一）A1 型题

1．上皮组织的特点是
　　A．细胞数量少
　　B．细胞种类多
　　C．细胞无极性
　　D．细胞外基质少
　　E．无神经末梢

2．被覆上皮的分类依据是
　　A．上皮的厚度
　　B．上皮的功能
　　C．细胞排列层数以及表层细胞的形态
　　D．上皮的分布部位
　　E．上皮获取营养的方式

3．单层扁平上皮可见于哪种器官的腔面
　　A．血管
　　B．胆囊
　　C．气管
　　D．食管
　　E．膀胱

4．单层立方上皮可见于哪种器官的腔面
　　A．气管
　　B．食管
　　C．肾小管
　　D．胃
　　E．膀胱

5．食管内表面被覆的是
　　A．单层扁平上皮
　　B．单层立方上皮
　　C．假复层纤毛柱状上皮
　　D．复层扁平上皮
　　E．变移上皮

6．气管内表面被覆的是
　　A．单层扁平上皮
　　B．单层立方上皮
　　C．假复层纤毛柱状上皮
　　D．复层扁平上皮
　　E．变移上皮

7．单层柱状上皮分布于哪种器官的腔面
　　A．胃
　　B．心脏
　　C．膀胱
　　D．甲状腺
　　E．淋巴管

8．关于复层扁平上皮的叙述，错误的是
　　A．耐摩擦，具有保护作用
　　B．表层细胞呈扁平形
　　C．基底层细胞具有增殖能力
　　D．中间层细胞为多边形
　　E．分布于膀胱、输尿管等

9．下列不是构成假复层纤毛柱状上皮细胞的是
　　A．柱状细胞
　　B．杯状细胞
　　C．立方形细胞
　　D．梭形细胞
　　E．锥体形细胞

10．有关内皮的说法，正确的是
　　A．是单层立方上皮
　　B．被覆在胸膜表面
　　C．是单层扁平上皮
　　D．是单层柱状上皮
　　E．被覆在心包膜表面

（二）X 型题

1．单层柱状上皮可以分布于
　　A．胃
　　B．肠
　　C．胆囊
　　D．肾小管
　　E．甲状腺

2. 关于变移上皮，错误的是
   A. 由单层细胞组成
   B. 表层细胞体积大
   C. 上皮基底面凹凸不平
   D. 器官功能状态决定细胞层次
   E. 表层细胞称为盖细胞

3. 单层扁平上皮分布于
   A. 心脏
   B. 血管
   C. 食管
   D. 胸膜
   E. 腹膜

4. 间皮分布于
   A. 淋巴管
   B. 血管
   C. 胸膜
   D. 腹膜
   E. 心包膜

5. 单层立方上皮分布于
   A. 胃
   B. 输卵管
   C. 甲状腺
   D. 小肠
   E. 肾小管

（三）名词解释
1. 内皮
2. 间皮

（四）问答题
1. 试述上皮组织的结构特点及其功能。
2. 试述被覆上皮的分类和分布。

四、识图辨结构

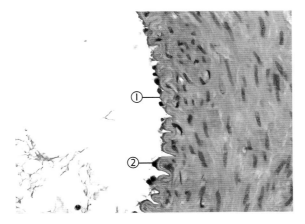

图 2-1　血管光镜像（HE 染色）
①＿＿＿＿＿＿　②＿＿＿＿＿＿

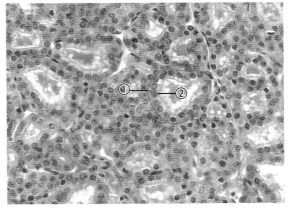

图 2-2　甲状腺光镜像（HE 染色）
①＿＿＿＿＿＿　②＿＿＿＿＿＿

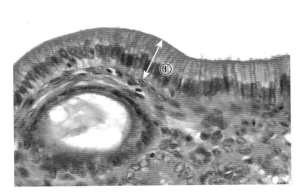

图 2-3　胆囊上皮光镜像（HE 染色）
①＿＿＿＿＿＿

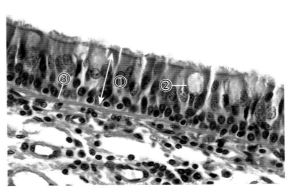

图 2-4　气管上皮光镜像（HE 染色）
①＿＿＿＿＿＿　②＿＿＿＿＿＿　③＿＿＿＿＿＿

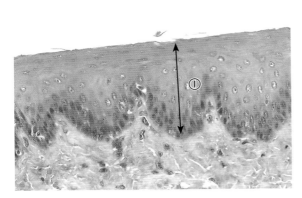

图 2-5　食管上皮光镜像（HE 染色）
①＿＿＿＿＿＿

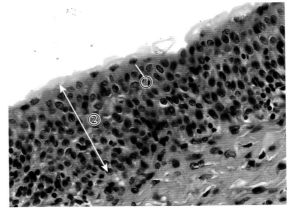

图 2-6　膀胱上皮光镜像（HE 染色）
①＿＿＿＿＿＿　②＿＿＿＿＿＿

（田洋洋）

实习三

结缔组织

 实验目的

1. 掌握疏松结缔组织的组成及结构特点。
2. 了解致密结缔组织、脂肪组织及网状组织的结构特点。

一、标本观察

（一）疏松结缔组织铺片

1. 材料 大鼠肠系膜。

2. 染色 将消毒台盼蓝染料注入大鼠腹腔，连续注射数日后，动物巩膜变蓝，取其肠系膜做铺片，多聚甲醛固定后通过两种特殊染色方法分别显示细胞或纤维。

3. 观察内容

（1）铺片 1——示细胞

低倍镜观察：可见交叉成网的纤维和散在于纤维之间的细胞。

高倍镜观察：细胞质内可以见到具有许多蓝色颗粒的细胞是巨噬细胞。巨噬细胞的细胞界限不清，但根据颗粒存在的部位可以看出巨噬细胞是不规则的，这些大小不等、分布不均匀的蓝色颗粒是巨噬细胞吞噬了蓝色的台盼蓝染料后形成的。于高倍镜下见到的第二种细胞是肥大细胞，肥大细胞呈圆形或椭圆形，核小，位于中央，着色较浅，细胞质内充满大小比较一致、分布均匀的粗大颗粒，颗粒被染成紫红色。结缔组织的其他几种细胞不容易区分，标本中的细丝状结构为弹性纤维。

（2）铺片 2——示纤维

低倍镜观察：粗细两种纤维交织成网。

高倍镜观察：被染成粉红色、呈束状较粗大的纤维为胶原纤维，胶原纤维粗细不等，有分支并交织成网。被染成紫蓝色、呈细丝状的纤维为弹性纤维，其末端有时可见分支或弯曲。这两种纤维交织在一起，使疏松结缔组织既有韧性又有弹性。在这张铺片上，细胞不容易辨认。

（二）疏松结缔组织切片

1. 材料 十二指肠横切面。

2. 染色 HE 染色。

3. 观察内容

（1）低倍镜观察：管壁由黏膜、黏膜下层、肌层和外膜组成。黏膜下层的疏松结缔组织中纤维排列疏松，呈粉红色，被切成各种断面。基质多，细胞数量少，其胞核被染成蓝色。

（2）高倍镜观察：染成粉红色呈束样的结构为胶原纤维，组织中的弹性纤维不易与胶原纤维区别。周围蓝色椭圆形的细胞核大多是成纤维细胞核。其他细胞较少，不易识别。

（三）浆细胞

1．材料　淋巴结。

2．染色　HE 染色。

3．观察内容

（1）低倍镜观察：浆细胞为圆形或卵圆形。

（2）高倍镜观察：细胞核偏于一侧，圆形，异染色质呈粗块状并沿核膜呈辐射状分布，形似车轮，故又称车轮状核。细胞质为强嗜碱性，染成紫蓝色。在细胞核一侧有一浅染区，称核周晕。

（四）致密结缔组织

1．材料　肌腱。

2．染色　HE 染色。

3．观察内容

低倍镜、高倍镜观察：肌腱为致密结缔组织。纵切面上可见大量粗大的胶原纤维呈束状平行排列，染成粉红色。胶原纤维束之间可见成行排列的腱细胞。横切面上可见被横切的大小不等的胶原纤维束断面，纤维束之间有腱细胞。腱细胞核呈扁椭圆形，着色较深。

（五）网状组织

1．材料　淋巴结。

2．染色　HE 染色、镀银染色。

3．观察内容

低倍镜、高倍镜观察：HE 染色切片中可见大量的淋巴细胞和少量网状细胞。网状细胞呈星状，多突起；细胞核大，呈圆形或卵圆形，染色浅，核仁明显，细胞质呈弱嗜碱性，网状纤维不可见。在镀银染色的切片中，细胞核呈褐色，细胞质不易观察。网状纤维明显可见，呈黑色，细小，多分支，并交织成网，形成网状细胞依附的支架。

二、实习视频

三、巩固与提高

（一）**A1 型题**

1．以下有关结缔组织的特点中正确的是

　　A．细胞数量多

　　B．细胞散布于基质中

　　C．有极性

　　D．细胞间质少

　　E．一般没有血管和神经分布

2．关于成纤维细胞与纤维细胞关系描述正确的是

　　A．同一种细胞不同的功能状态

　　B．纤维细胞体积大

　　C．纤维细胞功能活跃

　　D．成纤维细胞胞质为嗜酸性

　　E．成纤维细胞细胞器不发达，核仁不明显

3．关于巨噬细胞的描述错误的是

　　A．细胞形态多样，表面有粗短伪足

　　B．细胞核小、染色深

　　C．细胞质丰富、多为嗜酸性

　　D．合成分泌抗体，参与免疫反应

　　E．胞质内含大量溶酶体、吞噬体

4．关于肥大细胞的描述错误的是

A．细胞体积大、呈圆形或卵圆形

B．细胞胞质内充满粗大的嗜酸性颗粒

C．该细胞常沿小血管和小淋巴管分布

D．该细胞能参与过敏反应

E．胞质内颗粒中含有组胺、肝素等物质

5．关于浆细胞的结构特点正确的是

A．胞体呈圆形，胞质嗜酸性

B．核位于中央，核旁有一强嗜酸性区域

C．胞质内含大量滑面内质网和游离核糖体

D．核染色质呈粗块状，从核中心向核膜呈辐射状排列

E．粗面内质网、高尔基复合体不发达

6．关于胶原纤维描述错误的是

A．有韧性，抗拉力强

B．胶原蛋白分子能任意卷曲，弹性大

C．在电镜下有明暗相间的横纹

D．HE 染色呈嗜酸性

E．是分布最广泛、含量最多的一种纤维

7．关于弹性纤维的特点错误的是

A．由弹性蛋白和微原纤维组成

B．电镜下具有明暗相间的周期性横纹

C．HE 染色标本上呈浅红色，折光性强

D．弹性大，韧性差

E．新鲜时呈黄色，称黄纤维

8．被称为嗜银纤维的是

A．胶原纤维

B．弹性纤维

C．胶原原纤维

D．网状纤维

E．神经原纤维

9．肌腱主要由哪种组织构成

A．疏松结缔组织

B．规则致密结缔组织

C．网状组织

D．脂肪组织

E．不规则致密结缔组织

10．棕色脂肪细胞的特点是

A．胞质内有一个大的脂滴，核位于细胞中央

B．胞质内有许多小脂滴，核位于细胞中央

C．胞质内有许多小脂滴，核位于细胞边缘

D．胞质内有一个大的脂滴，核位于细胞边缘

E．胞质内有一个大的脂滴，核位于细胞一侧

（二）X 型题

1．疏松结缔组织中含有的纤维是

A．胶原纤维

B．弹性纤维

C．胶原原纤维

D．网状纤维

E．神经原纤维

2．疏松结缔组织中含有的细胞是

A．浆细胞

B．红细胞

C．巨噬细胞

D．脂肪细胞

E．成纤维细胞

3．肥大细胞内含有的物质是

A．白三烯

B．嗜酸性粒细胞趋化因子

C．肝素

D．组胺

E．红细胞生成素

4．以下属于规则致密结缔组织的是

A．肌腱

B．真皮

C．硬脑膜

D．腱膜

E．巩膜

5．以下属于网状组织特点的是

A．由网状细胞和网状纤维构成

B．网状细胞呈星形，多突起

C．网状纤维细小多分支，又称嗜银纤维

D．网状纤维化学成分为弹性蛋白

E．主要形成血细胞和淋巴细胞发育的微环境

（三）名词解释

分子筛

（四）问答题

1．结缔组织的基本结构特点是什么？

2．简述成纤维细胞的结构及功能。

3．简述浆细胞的结构和功能。

四、识图辨结构

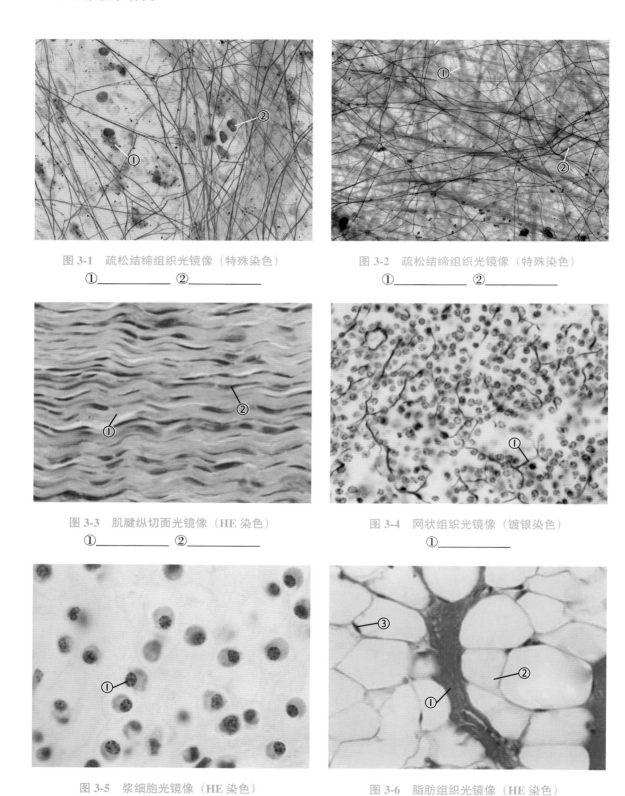

图 3-1　疏松结缔组织光镜像（特殊染色）
①＿＿＿＿＿＿　②＿＿＿＿＿＿

图 3-2　疏松结缔组织光镜像（特殊染色）
①＿＿＿＿＿＿　②＿＿＿＿＿＿

图 3-3　肌腱纵切面光镜像（HE 染色）
①＿＿＿＿＿＿　②＿＿＿＿＿＿

图 3-4　网状组织光镜像（镀银染色）
①＿＿＿＿＿＿

图 3-5　浆细胞光镜像（HE 染色）
①＿＿＿＿＿＿

图 3-6　脂肪组织光镜像（HE 染色）
①＿＿＿＿＿＿　②＿＿＿＿＿＿　③＿＿＿＿＿＿

（王　越）

实习四

软骨和骨

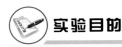

实验目的

1. 掌握透明软骨、纤维软骨和弹性软骨的结构和功能。
2. 掌握骨密质的结构和功能。
3. 了解长骨的形成过程。

一、标本观察

（一）透明软骨

1. 材料 猫气管横切面。

2. 染色 HE 染色。

3. 观察内容

（1）低倍镜观察：在气管管壁的中央找到被染成蓝色的结构，此即为透明软骨。软骨表面的一层粉红色的致密结缔组织为软骨膜。软骨细胞位于软骨陷窝内，在软骨周边靠近软骨膜处，细胞较小且单个存在。软骨中部的细胞体积比较大并且成群存在，称同源细胞群。

（2）高倍镜观察：软骨膜分为内外 2 层，内层细胞多、纤维少，而外层纤维多、细胞少。软骨周边的细胞较小，呈扁椭圆形。软骨中部的细胞体积比较大，呈圆形或椭圆形，细胞质弱嗜碱性。生活状态时，软骨细胞充满整个陷窝，但在制片过程中，软骨细胞收缩，在其周边出现的空隙为软骨陷窝。软骨细胞之间为软骨基质，在 HE 染色切片中，基质被染成蓝色，但着色深浅不一，不显示纤维。软骨基质因含有硫酸软骨素而呈嗜碱性，染色深浅与该处硫酸软骨素的含量有关，含量越多，嗜碱性越强。软骨陷窝周围的基质呈强嗜碱性，称软骨囊。

（二）纤维软骨

1. 材料 猪耻骨联合部。

2. 染色 HE 染色。

3. 观察内容

（1）低倍镜观察：在标本中间位置找到耻骨联合部位，此即纤维软骨的部位。此部位颜色较浅，有多层环形纤维分布。

（2）高倍镜观察：纤维软骨基质内含有大量平行或交错排列的胶原纤维束，软骨细胞较小且数量少，散在或成行排列于纤维束之间。

（三）弹性软骨

1. 材料 耳郭。

2. 染色 弹性染色。

3．观察内容

（1）低倍镜观察：耳郭外包皮肤，表层是角化的复层扁平上皮，耳郭断面的中部是弹性软骨。在标本中间位置可见一带状深棕色结构，即为弹性软骨。

（2）高倍镜观察：在软骨周边所见到的致密结缔组织就是软骨膜。软骨细胞位于软骨陷窝内，单个或成群分布，形成同源细胞群。在细胞周围的软骨基质中可见褐色的细条纹状、交织成网的结构，即为弹性纤维。

（四）骨磨片

1．材料　人长骨骨干磨片。

2．染色　大丽紫染色。

3．观察内容

（1）低倍镜观察：本标本系干燥骨骼的磨制薄片，故骨膜、细胞、血管及骨髓均不存在。低倍镜下可从外向内依次观察，最外层为与骨表面平行排列的数层骨板，称外环骨板，该层在磨片时常常被破坏；最内层为内环骨板，分布于骨髓腔面，厚薄不一，排列不甚规则，在磨片时此处也常常被破坏。在内外环骨板之间可见大量骨单位和间骨板。骨单位也称哈弗斯系统，中轴为中央管，中央管周围为多层同心圆排列的骨单位骨板。骨单位之间有间骨板，间骨板由一些不规则的骨板所构成。此外，有时还可见与骨长轴相垂直、横穿外环骨板、骨单位骨板及内环骨板的管道，称为穿通管，也称福尔克曼管。

（2）高倍镜观察：在各骨板之间被染成蓝黑色、椭圆形的结构为骨陷窝，骨陷窝周围蓝色的条纹是骨小管。骨陷窝是骨细胞胞体存在的位置，骨小管是骨细胞突起存在的位置。骨单位周边环绕的亮线结构为黏合线，由一层含骨盐多、含纤维少的骨基质形成。

二、实习视频

三、巩固与提高

（一）A1 型题

1．三种软骨的分类依据是

　　A．无定形基质成分

　　B．软骨的染色特性

　　C．所含纤维类型

　　D．软骨的物理特性

　　E．软骨细胞类型

2．透明软骨中的纤维是

　　A．弹性纤维

　　B．网状纤维

　　C．胶原原纤维

　　D．胶原纤维

　　E．肌纤维

3．弹性软骨存在于

　　A．气管

　　B．关节

　　C．椎间盘

　　D．耳郭

　　E．肋软骨

4．纤维软骨所含的纤维成分是

　　A．弹性纤维

　　B．肌原纤维

　　C．胶原纤维

　　D．胶原原纤维

　　E．网状纤维

5．透明软骨不具备的特点是

　　A．分布较广，多在关节等处

　　B．肋软骨、呼吸道某些软骨也为透

明软骨

C．透明软骨新鲜时呈半透明状

D．软骨基质中含大量胶原纤维

E．此类软骨内没有血管和神经

6．对成骨细胞的描述，错误的是

A．细胞较大，呈矮柱状或椭圆形，分布于骨组织的表面

B．细胞核呈圆形，核仁明显

C．细胞质嗜酸性

D．电镜下可见大量的粗面内质网和发达的高尔基复合体

E．具有分泌骨基质有机成分、形成类骨质的功能

7．下列不是骨细胞结构特点的是

A．突起多而细长，相邻细胞突起间形成紧密连接

B．单个分散于骨板间或骨板内

C．骨细胞胞体所占据的空间称骨陷窝

D．骨细胞突起所占据的空间称骨小管，各骨陷窝借骨小管彼此相沟通

E．细胞核呈卵圆形，胞质内含少量线粒体、高尔基复合体和散在的粗面内质网等

8．对破骨细胞的描述，错误的是

A．是一种多核的大细胞，一般可含6～50个细胞核

B．紧贴骨质的一侧有许多不规则的微绒毛，形成皱褶缘

C．胞质嗜酸性

D．电镜下可见大量的粗面内质网和发达的高尔基复合体

E．可释放溶酶体酶和乳酸、柠檬酸等，使骨基质溶解

9．关于骨基质的描述，错误的是

A．是骨组织的细胞外基质，由有机成分及无机成分组成

B．有机成分由少量胶原纤维和大量基质所构成

C．基质呈无定形凝胶状，具有黏合胶原纤维的作用

D．无机成分中主要为钙盐，即羟基磷灰石结晶

E．有机成分使骨质具有韧性，无机成分使骨质坚硬

10．对骨单位的描述，错误的是

A．位于内、外环骨板之间

B．是长骨骨干内的结构单位

C．由不规则骨板构成

D．由同心圆排列的骨板组成

E．相邻骨单位之间有黏合线相隔

（二）X 型题

1．能产生纤维和基质的细胞是

A．软骨细胞

B．骨祖细胞

C．成骨细胞

D．破骨细胞

E．成纤维细胞

2．纤维软骨的特点包括

A．软骨细胞多，成群存在

B．软骨细胞少，常成行排列于纤维束之间

C．软骨细胞多，基质少

D．胶原纤维少，排列疏松

E．胶原纤维多，呈束排列

3．骨单位内有

A．中央管

B．同心圆排列的骨板

C．不规则排列的骨板

D．骨小管

E．血管和神经

4．透明软骨的结构特点包括

A．同源细胞群明显

B．周边的软骨细胞较小，单个存在

C．基质呈嗜酸性

D．存在胶原原纤维

E．软骨细胞位于软骨陷窝内

5．骨组织的结构特点包括

A．无血管和神经

B．由多种细胞和大量骨基质组成

C．骨细胞有许多细长的突起

D．骨组织是最大的钙库

E．含有骨祖细胞、成骨细胞、骨细胞及破骨细胞

（三）名词解释

1．同源细胞群

2．哈弗斯系统

（四）问答题

1．试述成骨细胞、破骨细胞的结构及其在骨发生中的作用。

2．试述骨密质的结构。

四、识图辨结构

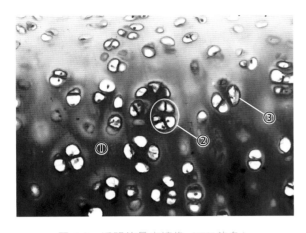

图 4-1　透明软骨光镜像（HE 染色）

①_____ ②_____ ③_____

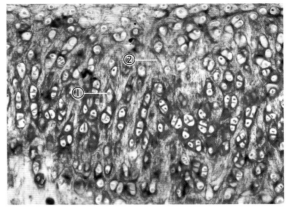

图 4-2　弹性软骨光镜像（特殊染色）

①_____ ②_____

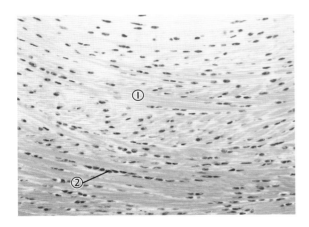

图 4-3　纤维软骨光镜像（HE 染色）

①_____ ②_____

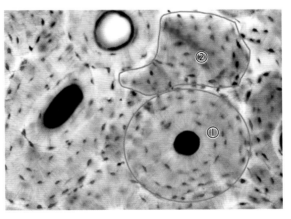

图 4-4　骨磨片光镜像 -1（大丽紫染色）

①_____ ②_____

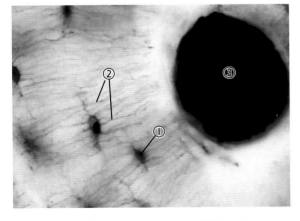

图 4-5　骨磨片光镜像 -2（大丽紫染色）

①_____ ②_____ ③_____

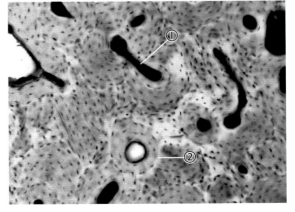

图 4-6　骨磨片光镜像 -3（大丽紫染色）

①_____ ②_____

（邵素霞　赵春芳）

实习五

血 液

 实验目的

1. 掌握红细胞的形态、结构及功能。
2. 掌握白细胞的分类、三种有粒白细胞的形态结构和功能。
3. 熟悉单核细胞、淋巴细胞和血小板的光镜结构和功能。

一、标本观察

（一）血涂片

1. 材料 人末梢血。

2. 染色 瑞特（Wright）或吉姆萨（Giemsa）染色。

3. 观察内容

（1）低倍镜观察：将血膜面朝上置于镜下观察，先用低倍镜找到血膜薄而均匀的区域，可见数量最多的粉红色无核细胞为红细胞，其间体积较大的、有核的细胞为白细胞，核染成蓝紫色。红细胞之间呈蓝紫色的较小颗粒为血小板。

（2）高倍镜观察

1）红细胞：呈圆形或扁圆形，直径 7 ~ 8 μm。无核，胞质染成粉红色，中央颜色浅，周缘颜色深。

2）中性粒细胞：白细胞中数目最多的细胞，呈球形，直径 10 ~ 12 μm。细胞核为杆状核或分叶核，核可分 2 ~ 5 叶，核分叶之间有染色质细丝相连，正常人血液中 2 叶、3 叶核较多见。胞质中含有数量较多的、细小均匀的浅红色颗粒为特殊颗粒，即中性颗粒。胞质边缘有时可见少量体积大的浅紫色颗粒为嗜天青颗粒。

3）嗜酸性粒细胞：数目较少，故不易找到。细胞球形，直径 10 ~ 15 μm。细胞核一般分为较大的两叶，呈"八"字形或眼镜状。细胞质中含有粗大、鲜红色或橘红色、大小均匀的嗜酸性颗粒。

4）嗜碱性粒细胞：数目最少，最难找到。细胞球形，直径 10 ~ 12 μm。细胞核染色较浅，多呈不规则形或"S"形。胞质呈浅粉色，内含有大小不等、分布不均匀、染成深蓝紫色的嗜碱性颗粒，颗粒可覆盖在核上，所以细胞核不易观察清楚。

5）淋巴细胞：数目较多，血液中淋巴细胞以小淋巴细胞居多，直径 6 ~ 8 μm。细胞呈球形，核圆形或椭圆形，占细胞的大部分体积。核一侧稍有凹陷，染色质致密呈块状，染成深蓝紫色。细胞质少，只在核周存在一薄层，呈嗜碱性，被染成蔚蓝色或天蓝色；胞质中有时可见少量浅紫色的嗜天青颗粒。血液中还有少量中淋巴细胞，较红细胞稍大，与小淋巴细胞结构相似。

6）单核细胞：呈圆形或椭圆形，为体积最大的白细胞，直径 14 ~ 20 μm。核多呈肾形或马蹄形，染色质颗粒细而松散，故核染色较浅；胞质较丰富，呈弱嗜碱性，被染成灰蓝色或浅蓝色，胞质内可见少量浅紫色的嗜天青颗粒。

7）血小板：体积最小，单个或成群分布于血细胞之间，呈圆形、椭圆形或不规则形，常聚集成团。血小板无核，中央颗粒区含细小的紫红色颗粒，周边胞质染成浅蓝色为透明区。

二、实习视频

三、巩固与提高

（一）**A1** 型题

1．关于红细胞的描述不正确的是
   A．成熟的红细胞没有细胞核
   B．胞质中充满血红蛋白
   C．细胞呈双凹圆盘状
   D．细胞呈双凸圆盘状，中央较厚，周缘较薄
   E．成熟的红细胞没有细胞器

2．血液以煌焦油蓝染色，可显示网织红细胞中
   A．残留的核糖体
   B．残留的核染色质
   C．残留的内质网
   D．残留的溶酶体
   E．残留的线粒体

3．有粒白细胞与无粒白细胞的区别是
   A．有无嗜天青颗粒
   B．细胞核的形态
   C．有无特殊颗粒
   D．细胞质的多少
   E．有无线粒体

4．区别3种有粒白细胞的主要依据是
   A．特殊颗粒的数量
   B．特殊颗粒的嗜色性质
   C．嗜天青颗粒的数量
   D．嗜天青颗粒的嗜色性质
   E．特殊颗粒大小

5．关于中性粒细胞的描述不正确的是
   A．是数量最多的白细胞
   B．细胞核呈杆状或分叶状
   C．胞质中含嗜天青颗粒和特殊颗粒
   D．在急性细菌性疾病时明显增多
   E．胞质的特殊颗粒含组胺、肝素和白三烯

6．下列关于嗜酸性粒细胞描述正确的是
   A．核多不分叶
   B．嗜酸性颗粒含组胺酶
   C．参与过敏反应的发生
   D．能释放组胺
   E．可转化为巨噬细胞

7．关于嗜碱性粒细胞的叙述，正确的是
   A．是白细胞中数量最多的一种
   B．胞质中含嗜碱性的颗粒
   C．细胞核多分5～6叶
   D．具有抗过敏的功能
   E．颗粒内含组胺酶

8．有关单核细胞的描述错误的是
   A．光镜下可见胞质内有特殊颗粒
   B．具有分化为巨噬细胞的功能
   C．核染色质呈细网状，着色较浅
   D．胞质丰富，呈灰蓝色
   E．核多呈肾形或马蹄形

9．关于血液中的淋巴细胞，正确的描述是
   A．血液中的淋巴细胞主要为大淋巴细胞
   B．淋巴细胞核占比很小
   C．外周血中主要为小淋巴细胞
   D．淋巴细胞的胞质很少，为嗜酸性胞质

E．淋巴细胞胞质中没有嗜天青颗粒

10．血小板由哪种细胞的胞质脱落形成
　　A．单核细胞
　　B．巨噬细胞
　　C．巨核细胞
　　D．淋巴细胞
　　E．嗜碱性粒细胞

（二）X 型题

1．关于红细胞的描述正确的是
　　A．成熟的红细胞没有细胞核、没有细胞器
　　B．胞质中充满血红蛋白
　　C．细胞呈双凹圆盘状，中央较薄，周缘较厚
　　D．红细胞的正常值为（3.5 ～ 5.5）×10⁹/L
　　E．红细胞的功能为结合、运输氧气和二氧化碳

2．下列关于白细胞的描述，正确的是
　　A．血涂片中红细胞之间、体积较大的、有核的球形细胞为白细胞
　　B．白细胞的正常值为（4 ～ 10）×10⁹/L
　　C．胞质内含有特殊颗粒的白细胞为有粒白细胞
　　D．无粒白细胞胞质内可有嗜天青颗粒

（三）名词解释
1．血象
2．网织红细胞

（四）问答题
1．试述红细胞的形态、结构、功能及正常值。
2．试述中性粒细胞的形态结构特点和功能。

E．所有白细胞都可进入周围组织，发挥免疫防御作用

3．只含有特殊颗粒而没有嗜天青颗粒的白细胞包括
　　A．中性粒细胞
　　B．嗜酸性粒细胞
　　C．嗜碱性粒细胞
　　D．单核细胞
　　E．淋巴细胞

4．关于中性粒细胞的描述，错误的是
　　A．细胞质内含 20% 的中性特殊颗粒和 80% 的嗜天青颗粒
　　B．细胞核为杆状核和分叶核
　　C．无变形运动能力，无吞噬能力
　　D．白细胞中最多的一种
　　E．其颗粒内的物质可减轻过敏反应、杀灭寄生虫

5．关于嗜酸性粒细胞和嗜碱性粒细胞的描述，错误的是
　　A．两种细胞都是有粒白细胞
　　B．两种细胞的功能都是引起过敏反应
　　C．嗜酸性颗粒含组胺酶
　　D．嗜碱性颗粒可释放组胺
　　E．患寄生虫病时嗜碱性粒细胞数量常增多

四、识图辨结构

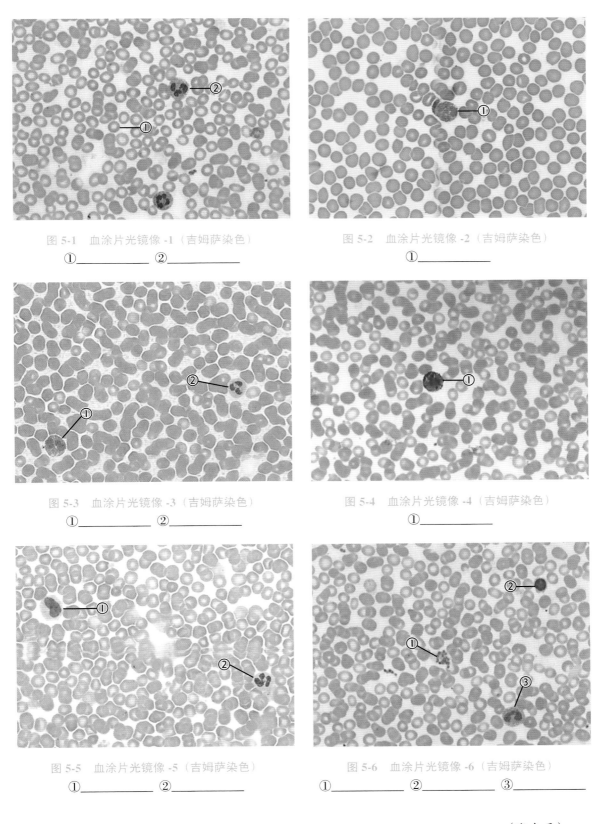

图 5-1　血涂片光镜像 -1（吉姆萨染色）
①＿＿＿＿＿＿　②＿＿＿＿＿＿

图 5-2　血涂片光镜像 -2（吉姆萨染色）
①＿＿＿＿＿＿

图 5-3　血涂片光镜像 -3（吉姆萨染色）
①＿＿＿＿＿＿　②＿＿＿＿＿＿

图 5-4　血涂片光镜像 -4（吉姆萨染色）
①＿＿＿＿＿＿

图 5-5　血涂片光镜像 -5（吉姆萨染色）
①＿＿＿＿＿　②＿＿＿＿＿

图 5-6　血涂片光镜像 -6（吉姆萨染色）
①＿＿＿＿＿　②＿＿＿＿＿　③＿＿＿＿＿

（张金平）

实习六

肌 组 织

 实验目的

1. 掌握骨骼肌、心肌和平滑肌的光镜结构和电镜结构。
2. 了解平滑肌的电镜结构。

一、标本观察

(一) 骨骼肌

1. 材料 动物腓肠肌。

2. 染色 HE 染色。

3. 观察内容

(1) 低倍镜观察：切片上有两块标本，长条形部分为骨骼肌的纵切面，不规则形部分为骨骼肌的横切面。纵切面中骨骼肌纤维呈长圆柱形，相互平行排列聚集成束。横切面中可见骨骼肌纤维成束排列，包裹肌纤维束的结缔组织为肌束膜，每条肌纤维周围的薄层结缔组织为肌内膜。

(2) 高倍镜观察：纵切的骨骼肌纤维可见明暗相间的横纹，与肌纤维长轴垂直。暗带又称 A 带，着色深；明带又称 I 带，着色浅，其中央有一条深染的细线为 Z 线。每条骨骼肌纤维有数个细胞核，呈椭圆形，染色较浅，位于肌膜下方。注意与周围结缔组织细胞核相区别。肌纤维间的结缔组织内有纤维细胞等存在，核染色稍深，小而细长，核仁不明显。横切的骨骼肌纤维为圆形或多边形，直径大小不等，细胞核位于肌纤维周缘，肌质内的肌原纤维为圆点状。

(二) 心肌

1. 材料 羊心室壁。

2. 染色 HE 染色。

3. 观察内容

(1) 低倍镜观察：由于心肌纤维排列方向不一致，有纵、横、斜等切面。纵切的心肌纤维较骨骼肌纤维细而短，有分支且互相吻合成网。横切的心肌纤维呈圆形或椭圆形。心肌纤维之间有少量的结缔组织。

(2) 高倍镜观察：纵切的心肌纤维呈不规则短圆柱状。椭圆形细胞核位于心肌纤维的中央，较大，有时可见双核。肌质内也有明暗相间的横纹，但不如骨骼肌明显。在心肌纤维首尾连接处，可见与心肌纤维长轴垂直的横行或阶梯状的深色较粗的条纹为闰盘，是心肌纤维的特征性结构。横切的心肌纤维呈圆形或不规则形，大小相似。细胞核位于肌纤维中央，呈圆形，有的肌纤维没有切到细胞核。肌原纤维呈点状，分布于细胞核的周边。

（三）平滑肌

1．材料　猫十二指肠横切面。

2．染色　HE 染色。

3．观察内容

（1）低倍镜观察：管壁外侧粉红色的部分就是肌层。肌层由两层平滑肌构成，内层为纵切的平滑肌，平滑肌纤维呈长梭形；外层为横切的平滑肌，平滑肌纤维呈大小不一的圆形。

（2）高倍镜观察：纵切的平滑肌纤维呈长梭形，中间比较粗，两端较细，肌质被染成粉红色，细胞核为椭圆形或杆状，位于细胞的中央。横切的平滑肌纤维呈圆形，大小不等。根据所切的位置不同，有的肌纤维中央可以看到一个圆形的细胞核，有的仅为胞质断面。

二、实习视频

三、巩固与提高

（一）A1 型题

1．关于骨骼肌纤维的光镜结构，错误的是

　　A．呈长圆柱状

　　B．有几十至几百个细胞核，位于肌膜下方

　　C．有明暗相间的横纹

　　D．肌质内有大量的肌原纤维

　　E．有闰盘

2．骨骼肌纤维的肌膜向胞质内凹陷形成的结构是

　　A．肌质网

　　B．肌原纤维

　　C．终池

　　D．横小管

　　E．纵小管

3．肌纤维的滑面内质网特称为

　　A．肌质网

　　B．横小管

　　C．密体

　　D．终池

　　E．纵小管

4．骨骼肌三联体的结构是

　　A．横小管和两侧的终池

　　B．横小管和一侧的终池

　　C．纵小管和一侧的终池

　　D．纵小管和两侧的终池

　　E．终池和两侧的横小管

5．骨骼肌纤维内只有粗肌丝而无细肌丝的是

　　A．肌节

　　B．H 带

　　C．暗带

　　D．Z 线

　　E．明带

6．人骨骼肌纤维中 Z 线分布于

　　A．A 带中央

　　B．I 带中央

　　C．H 带中央

　　D．I 带与 A 带交界处

　　E．A 带与 H 带交界处

7．关于心肌纤维结构的叙述，错误的是

　　A．短圆柱形，有分支

　　B．细胞连接处形成闰盘

　　C．1～2 个核，位于细胞中央

　　D．没有明暗相间的周期性横纹

　　E．粗、细肌丝主要形成肌丝束

8．心肌纤维的闰盘位于

　　A．Z 线水平

　　B．A 带与 I 带交界处

　　C．I 带水平

D．H 带水平

E．M 带水平

9．心肌纤维能成为一个同步舒缩的功能整体，主要依赖于

A．横小管

B．肌质网

C．缝隙连接

D．紧密连接

E．中间连接

10．关于平滑肌纤维的描述，错误的是

A．呈长梭形

B．细胞中央有一个杆状或椭圆形的核

C．有横纹

D．横切面显示大小不等的圆形

E．无横纹

B．A 带长度不变

C．I 带、A 带均缩短

D．仅 H 带缩短

E．I 带、H 带均缩短

3．关于肌节的描述正确的是

A．骨骼肌收缩和舒张的基本结构单位

B．1/2 I 带 +A 带 +1/2 I 带

C．骨骼肌纤维收缩时肌节变短

D．骨骼肌纤维收缩时明带缩短、暗带长度不变

E．肌节是指两条相邻 Z 线之间的一段肌原纤维

4．与骨骼肌纤维相比，心肌纤维的特点是

A．横小管较粗，位于 Z 线水平

B．主要形成二联体

C．肌质网不发达

D．有闰盘

E．不形成明显的肌原纤维

5．电镜下闰盘的细胞连接包括

A．缝隙连接

B．中间连接

C．紧密连接

D．桥粒

E．半桥粒

（二）X 型题

1．组成肌原纤维细肌丝的蛋白质是

A．肌动蛋白

B．肌原蛋白

C．原肌球蛋白

D．肌钙蛋白

E．肌球蛋白

2．骨骼肌纤维收缩时，其肌节的变化是

A．I 带长度不变

（三）名词解释

1．肌节

2．闰盘

（四）问答题

1．试述骨骼肌纤维的光、电镜结构。

2．试比较心肌纤维与骨骼肌纤维结构的异同点。

四、识图辨结构

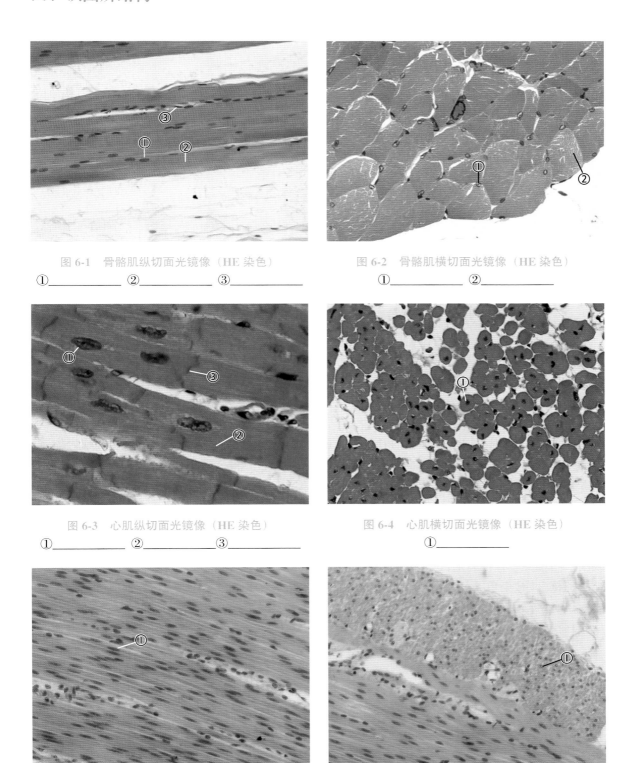

图 6-1　骨骼肌纵切面光镜像（HE 染色）

①＿＿＿＿＿　②＿＿＿＿＿　③＿＿＿＿＿

图 6-2　骨骼肌横切面光镜像（HE 染色）

①＿＿＿＿＿　②＿＿＿＿＿

图 6-3　心肌纵切面光镜像（HE 染色）

①＿＿＿＿＿　②＿＿＿＿＿　③＿＿＿＿＿

图 6-4　心肌横切面光镜像（HE 染色）

①＿＿＿＿＿

图 6-5　平滑肌纵切面光镜像（HE 染色）

①＿＿＿＿＿

图 6-6　平滑肌横切面光镜像（HE 染色）

①＿＿＿＿＿

（陈　炜）

实习七

神经组织

 实验目的

1. 掌握多极神经元的形态结构，周围神经系统有髓神经纤维的结构。
2. 掌握血 - 脑屏障的结构和功能。
3. 了解神经末梢的分类、结构和功能，运动终板的结构。

一、标本观察

（一）神经元

1. **材料** 猫脊髓横切面。
2. **染色** HE 染色。
3. **观察内容**

（1）低倍镜观察：在椭圆形的脊髓横断面标本中，中央染色较深的"H"形区域为灰质，四周染色较浅的区域为白质。在粗短的脊髓灰质前角，可见许多着色深、大小不等、有突起的神经元，为多极神经元。

（2）高倍镜观察：神经元突起因被切断而不完整，细胞呈多角形或不规则形；细胞核大而圆，居中，染色较浅，核仁明显；胞质内有许多嗜碱性斑块状或细颗粒状尼氏体。粗大且含有尼氏体的突起为树突。轴突只有一个，一般不易切到。胞体发出轴突的部位呈圆锥形，染色较浅，与轴突一样没有尼氏体分布，称轴丘。神经元周围有许多小而圆的细胞核，为神经胶质细胞的核。HE 染色不易显示胶质细胞的胞质和轮廓。

（二）神经原纤维和突触

1. **材料** 猫脊髓横切面。
2. **染色** 镀银染色。
3. **观察内容**

（1）低倍镜观察：脊髓中央呈棕黄色的"H"形区域为灰质。周围的浅染区域为白质。在宽大的脊髓前角，可见多个被染成棕黄色或棕褐色的神经元。

（2）高倍镜观察：神经元的胞体和突起被染成棕黄色。细胞核轮廓不清，染色浅。在神经元胞体或突起的外周缘上可见许多棕黑色的圆形颗粒，即突触小体或称突触扣结。在神经元的胞体和突起内可见棕褐色细丝，呈网状或平行排列，为神经原纤维。

（三）神经纤维

1. **材料** 犬坐骨神经横切和纵切面。
2. **染色** HE 染色。
3. **观察内容**

（1）低倍镜观察：神经纵切面标本中，可见神经纤维平行排列；横切面标本中，包绕神经的结缔组织为神经外膜；包绕神经纤维束的结缔组织为神经束膜；神经外膜、神经束膜间可见血管。神经束内含大量密集排列的圆形神经纤维横断面，其外包绕很薄的结缔组织，即神经内膜。

（2）高倍镜观察：在纵切面中，神经纤维中央可见细长线状的轴突，又称轴索，染色较深。轴突周围包裹有节段性髓鞘，由于髓鞘主要由类脂和蛋白质组成，80% 的类脂在制片时被溶解，仅见残存的蛋白质使髓鞘呈细网状。每根神经纤维上相邻髓鞘之间的缩窄处似藕节状，称郎飞结，此处无髓鞘包裹。神经纤维横断面呈圆形，粗细不一。神经纤维中央紫红色点状结构为轴突，其外粉红色网状结构为髓鞘，髓鞘紧贴神经内膜，二者不易分辨。在髓鞘边缘偶可见弯月形施万细胞的细胞核。

（四）神经节细胞

1．材料　动物脊神经节。

2．染色　HE 染色。

3．观察内容

（1）低倍镜观察：脊神经节边缘包有一层由致密结缔组织组成的被膜，染色较深。神经节细胞大小不等，聚集分布。

（2）高倍镜观察：神经节细胞呈圆形或椭圆形；核大而圆，染色浅，核仁明显；胞质内有细颗粒状尼氏体散在分布。神经节细胞的外侧围绕一层扁平细胞，细胞核圆形或椭圆形，较小，染色深，即卫星细胞。卫星细胞的外周可见薄层结缔组织包绕。

二、实习视频

三、巩固与提高

（一）**A1 型题**

1．神经元胞质中的尼氏体是
　　A．滑面内质网和游离核糖体
　　B．线粒体
　　C．粗面内质网和高尔基复合体
　　D．粗面内质网和游离核糖体
　　E．溶酶体

2．神经元尼氏体分布于
　　A．胞体和轴突内
　　B．胞体和树突内
　　C．轴突和树突内
　　D．整个神经元内
　　E．轴突内

3．神经元中的神经原纤维是
　　A．微丝和微管

　　B．线粒体
　　C．粗面内质网
　　D．神经丝和微管
　　E．糖原

4．在神经元 HE 染色标本中不能观察到的结构是
　　A．树突
　　B．轴突
　　C．核周质
　　D．神经原纤维
　　E．尼氏体

5．下列不是树突特点的是
　　A．有尼氏体
　　B．有神经原纤维
　　C．表面光滑

D．分支多

E．主要是接受刺激

6．下列不是轴突特点的是

A．表面光滑

B．细而长，分支少

C．内含大量微管和神经丝

D．主要是传导神经冲动

E．能合成蛋白质

7．区分有髓神经纤维与无髓神经纤维的是

A．有无神经胶质细胞围绕

B．有无髓鞘

C．轴突的粗细

D．轴突内突触小泡的数量

E．轴突内神经原纤维的多少

8．周围神经系统有髓神经纤维的髓鞘形成细胞是

A．施万细胞

B．卫星细胞

C．少突胶质细胞

D．星形胶质细胞

E．室管膜细胞

9．不属于中枢神经系统的神经胶质细胞是

A．少突胶质细胞

B．星形胶质细胞

C．小胶质细胞

D．卫星细胞

E．室管膜细胞

10．化学性突触存在于

A．神经元与神经元之间，或神经元与非神经细胞之间

B．神经元与神经元之间，或神经元与神经胶质细胞之间

C．神经元与神经胶质细胞之间，或神经胶质细胞与非神经细胞之间

D．效应细胞与神经胶质细胞之间

E．神经胶质细胞与神经胶质细胞之间

（二）X 型题

1．下列属于神经元功能的是

A．接受刺激，传导冲动

B．整合信息

C．绝缘作用

D．内分泌

E．参与构成血 - 脑屏障

2．周围神经系统神经胶质细胞包括

A．星形胶质细胞

B．施万细胞

C．少突胶质细胞

D．卫星细胞

E．小胶质细胞

3．关于神经元的描述，正确的有

A．突起长短不等

B．胞体大小不一

C．胞体均位于脑和脊髓内

D．突起分为轴突和树突

E．部分神经元具有内分泌功能

4．关于运动终板的描述，正确的有

A．由运动神经元的长轴突终末形成

B．仅分布于骨骼肌

C．每一分支与一根骨骼肌纤维建立突触连接

D．由无髓神经纤维的轴突终末形成

E．又称神经肌连接

5．构成血 - 脑屏障的结构有

A．连续毛细血管内皮细胞

B．内皮外的基膜

C．神经胶质细胞

D．神经胶质膜

E．结缔组织

（三）名词解释

1．尼氏体

2．神经原纤维

3．突触

4．神经纤维

5．血 - 脑屏障

（四）问答题

1. 试述多极神经元的结构。

2. 试述化学性突触的电镜结构。

四、识图辨结构

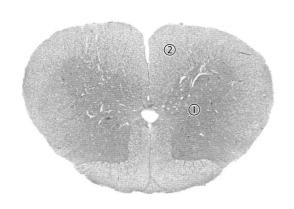

图 7-1　脊髓光镜像（HE 染色）

①_____　②_____

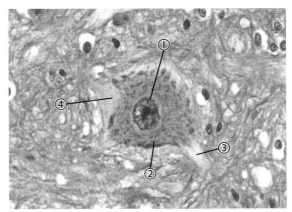

图 7-2　神经元光镜像（HE 染色）

①_____　②_____　③_____　④_____

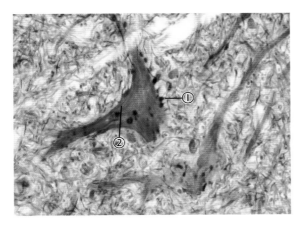

图 7-3　神经元光镜像（镀银染色）

①_____　②_____

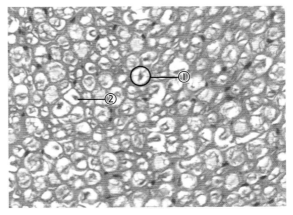

图 7-4　坐骨神经横切面光镜像（HE 染色）

①_____　②_____

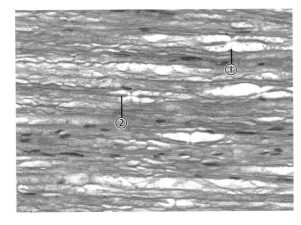

图 7-5　坐骨神经纵切面光镜像（HE 染色）

①_____　②_____

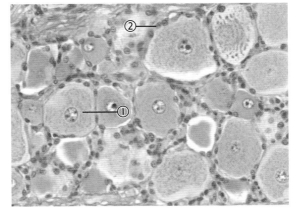

图 7-6　脊神经节光镜像（HE 染色）

①_____　②_____

（李　莉）

实习八

循环系统

 实验目的

1. 掌握中动脉、中静脉、大动脉和心壁的结构和功能。
2. 掌握动脉与静脉的结构区别。
3. 了解大静脉和毛细血管的结构。

一、标本观察

（一）中等动、静脉

1. 材料 猫中等动、静脉横切面。

2. 染色 HE 染色。

3. 观察内容

（1）低倍镜观察：切片中可见两个血管横切面。管壁厚、管腔小而规则的为动脉。管壁薄、管腔大而不规则的为静脉。

中动脉的管壁分 3 层，界限清楚。内膜很薄，靠近管腔；中膜厚，染色深，主要由环形平滑肌组成；外膜厚度近似中膜，着色较浅，主要由结缔组织构成。

中静脉的管壁也分为 3 层，与中动脉相比，3 层膜界限不明显。内膜很薄；中膜较薄，染色深；外膜厚，染色浅，主要由结缔组织构成。

（2）高倍镜观察：中动脉内膜分为 3 层，即内皮、内皮下层和内弹性膜。内膜的最内层为内皮，核扁圆形，染色深，向腔面凸出；内皮外侧是薄层结缔组织，称内皮下层；内膜的最外层靠近中膜处是一层被染成粉红色、均质、波浪状的结构，称内弹性膜，是区分内膜和中膜的明显界限。中膜较厚，主要由 10 ~ 40 层环形平滑肌构成，除此之外还有胶原纤维和弹性纤维。外膜主要由结缔组织构成，靠近中膜较厚的呈粉红色条纹状的结构是外弹性膜，是区分中膜和外膜的明显界限。在外膜的结缔组织中，还可见小的营养血管和神经。

中静脉的内膜很薄，由于内弹性膜不明显，故与中膜分界不清。内皮细胞核凸向管腔。中膜较薄，主要由稀疏的环形平滑肌组成。外膜厚，由结缔组织组成，无外弹性膜，有时含少许纵行平滑肌束。

（二）大动脉

1. 材料 犬主动脉横切面。

2. 染色 HE 染色。

3. 观察内容

（1）低倍镜观察：大动脉的管壁可分为 3 层，但分界不明显。内膜最薄，染色较浅，与中膜分界不清；中膜最厚，染色深；外膜较薄，由结缔组织组成，染色较浅。

（2）高倍镜观察：内膜分为3层，内皮靠近腔面，可见核凸向管腔，常有内皮脱落。内皮下层较中动脉厚，含胶原纤维、弹性纤维及少量平滑肌纤维。内弹性膜与中膜的弹性膜相连，故与中膜无明显的界限。中膜有大量的弹性膜，呈波浪形，粉红色，折光性强。其间夹有环形的平滑肌纤维，其核呈杆状。外膜相对较薄，由结缔组织组成，其中含有小的营养血管和神经，并常见脂肪细胞。

（三）大动脉

1．材料　犬主动脉横切面。

2．染色　弹性染色。

3．观察内容

（1）低倍镜观察：大动脉管壁分3层，中膜厚，染色深，含大量弹性膜。

（2）高倍镜观察：大动脉中膜含有几十层紫蓝色、波浪状的弹性膜，弹性膜之间有弹性纤维相连。内膜和外膜也有少量弹性纤维。

（四）大静脉

1．材料　犬大静脉横切面。

2．染色　HE染色。

3．观察内容

（1）低倍镜观察：管壁3层膜分界不明显，内膜薄，中膜较薄，外膜最厚。

（2）高倍镜观察：内膜很薄，内皮细胞核呈扁圆形，凸向管腔。由于内弹性膜不明显，故与中膜分界不清。中膜较薄，主要由稀疏的环形平滑肌和大量的结缔组织组成，甚或平滑肌缺如。外膜最厚，结缔组织内有较多纵行排列、粗细不等的平滑肌束。

（五）心脏

1．材料　羊心室壁。

2．染色　HE染色。

3．观察内容

（1）低倍镜观察：心壁分为心内膜、心肌膜和心外膜3层。由内向外观察，心内膜薄，染色浅；心肌膜最厚，由心肌纤维组成，染色深；心外膜较薄，由结缔组织和间皮组成。

（2）高倍镜观察：心内膜又分3层，由内向外依次为内皮、内皮下层和心内膜下层。心内膜的腔面是内皮，内皮细胞核扁圆形，染色深。内皮下方是内皮下层，是比较薄的结缔组织。内皮下层之外为心内膜下层，也由结缔组织组成，其中可见心脏传导系统的分支浦肯野纤维。浦肯野纤维是特殊的心肌纤维，较普通的心肌纤维直径粗，染色浅。心肌膜最厚，可见不同断面的心肌纤维，心肌纤维末端可见闰盘。心肌纤维之间有少量的结缔组织，其中还有丰富的毛细血管。心外膜由结缔组织组成，表面被覆一层间皮。结缔组织内含小血管、神经和脂肪细胞。

二、实习视频

三、巩固与提高

（一）A1 型题

1. 连续毛细血管分布于
   - A. 胰岛
   - B. 肾小体
   - C. 肝
   - D. 肌组织
   - E. 胃肠黏膜

2. 电镜下毛细血管可分为
   - A. 连续毛细血管、有孔毛细血管和血窦
   - B. 连续毛细血管、有孔毛细血管和真毛细血管
   - C. 连续毛细血管、有孔毛细血管和直捷通路
   - D. 连续毛细血管、血窦和真毛细血管
   - E. 窦状毛细血管、真毛细血管和直捷通路

3. 关于连续毛细血管的结构特征错误的是
   - A. 内皮细胞是连续的
   - B. 内皮细胞胞质内含吞饮小泡多
   - C. 内皮细胞薄，有许多小孔
   - D. 内皮细胞间有紧密连接封闭
   - E. 内皮基底面有连续基膜

4. 有孔毛细血管分布于
   - A. 肺
   - B. 肾血管球
   - C. 脾
   - D. 中枢神经系统
   - E. 肝

5. 关于血窦的结构特点错误的是
   - A. 腔大、壁薄
   - B. 形状不规则
   - C. 内皮细胞间有较大间隙
   - D. 基膜可为不连续的
   - E. 分布于结缔组织、肌组织、肺和中枢神经系统等

6. 血管壁的一般结构可分为
   - A. 内皮、中膜、外膜
   - B. 内膜、中膜、外膜
   - C. 内弹性膜、中膜、外膜
   - D. 内皮、内弹性膜、外膜
   - E. 内膜、中膜、外弹性膜

7. 内皮细胞特有的细胞器是
   - A. 发达的高尔基复合体
   - B. 细胞间有 10 ～ 20 nm 的间隙
   - C. 丰富的紧密连接
   - D. W-P 小体
   - E. 丰富的溶酶体

8. 关于中动脉的结构，下列错误的是
   - A. 内弹性膜明显
   - B. 内膜、中膜、外膜 3 层结构明显
   - C. 中膜有 10 ～ 40 层弹性膜
   - D. 中膜平滑肌间有一些弹性纤维、胶原纤维
   - E. 外膜厚度与中膜接近

9. 关于大动脉的结构特征错误的是
   - A. 又称为弹性动脉
   - B. 内皮下层较厚
   - C. 中膜含 40 ～ 70 层环形平滑肌
   - D. 内膜与中膜分界不明显
   - E. 外膜较薄，没有明显外弹性膜

10. 静脉与伴行动脉相比，其结构特点是
    - A. 管腔大，管壁薄，平滑肌较多
    - B. 管腔大，管壁薄，结缔组织较多
    - C. 管腔大，管壁厚，结缔组织较多
    - D. 管腔大，管壁薄，结缔组织较少
    - E. 管腔小，管壁厚，平滑肌较多

（二）X 型题

1. 构成毛细血管的成分有
   - A. 内皮
   - B. 巨噬细胞
   - C. 基膜
   - D. 结缔组织
   - E. 周细胞

2. 中动脉的内膜包括
   - A. 内皮
   - B. 内膜下层
   - C. 心内膜下层
   - D. 内皮下层
   - E. 内弹性膜

3．血窦分布于
A．肝
B．脾
C．骨髓
D．肾上腺
E．大脑

4．心壁的结构包括
A．心内膜
B．内弹性膜

C．心外膜
D．中膜
E．心肌膜

5．心内膜的结构包括
A．内皮
B．内皮下层
C．外弹性膜
D．内弹性膜
E．心内膜下层

（三）名词解释

W-P 小体

（四）问答题

1．试述毛细血管的一般结构、电镜下分类，以及各类毛细血管的结构特点及分布。

2．试述中动脉的结构。

四、识图辨结构

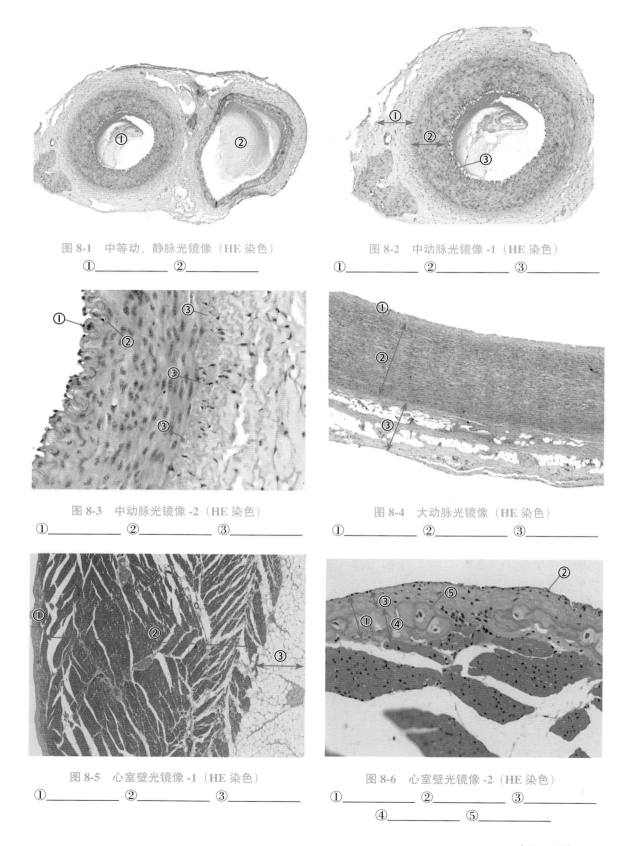

图 8-1　中等动、静脉光镜像（HE 染色）

①_____　②_____

图 8-2　中动脉光镜像 -1（HE 染色）

①_____　②_____　③_____

图 8-3　中动脉光镜像 -2（HE 染色）

①_____　②_____　③_____

图 8-4　大动脉光镜像（HE 染色）

①_____　②_____　③_____

图 8-5　心室壁光镜像 -1（HE 染色）

①_____　②_____　③_____

图 8-6　心室壁光镜像 -2（HE 染色）

①_____　②_____　③_____

④_____　⑤_____

（赵　昱）

实习九

免疫系统

 实验目的

1．掌握胸腺、淋巴结和脾的结构和功能。
2．了解扁桃体的形态结构和功能。

一、标本观察

（一）胸腺

1．材料　新生儿胸腺。

2．染色　HE 染色。

3．观察内容

（1）低倍镜观察：胸腺为实质性器官，表面被覆由致密结缔组织构成的被膜，染成粉红色，被膜深入到胸腺内部形成小叶间隔，将胸腺实质分成许多不完全分隔的胸腺小叶。小叶周边染成深蓝紫色的是皮质，中央着色较浅的为髓质。在髓质内可见大小不等的椭圆形结构，为胸腺小体。

（2）高倍镜观察：皮质主要由胸腺细胞和胸腺上皮细胞组成，胸腺细胞多而密集，细胞呈圆形，胞核圆形、着色较深，胞质少、着色不明显。胸腺上皮细胞体积较大，呈圆形或多边形，胞质较丰富、染成浅粉色；胞核较大，常呈椭圆形，着色较浅。髓质中胸腺上皮细胞较多而胸腺细胞较少并且稀疏，故髓质着色较浅。胸腺小体是髓质的特征性结构，是由胸腺小体上皮细胞呈同心圆排列所构成，小体外层上皮细胞胞质嗜酸性，可见新月形细胞核。中央的细胞退化解体，结构不清，呈均匀的深粉色。

（二）淋巴结

1．材料　猫淋巴结。

2．染色　HE 染色。

3．观察内容

（1）低倍镜观察：淋巴结是蚕豆形实质性器官，表面被覆由致密结缔组织构成的被膜，被染成粉红色，被膜深入淋巴结内部形成小梁。实质分为皮质和髓质。皮质位于被膜下方，染成深蓝紫色，髓质位于实质中央，着色较浅。在皮质浅层可见许多蓝紫色椭圆形或圆形结构，为淋巴小结，此区域为浅层皮质。皮质深层的弥散淋巴组织为副皮质区，主要由 T 细胞构成，因此又称为胸腺依赖区。皮质淋巴窦分布于皮质周围，由被膜下窦和小梁周窦组成。髓质包括髓索和髓窦，密集成条索状排布的淋巴组织为髓索，髓索之间彼此连接成网。髓索间浅染间隙为髓质淋巴窦，即髓窦，其腔大而不规则。

（2）高倍镜观察：浅层皮质的淋巴小结受到抗原刺激时，淋巴小结中央浅染，此浅染区域为生发中心。生发中心包括明区和暗区：下方相对染色较深区域为暗区，主要由大淋巴细胞组成；相对浅染区域为明区，内含较多网状细胞、巨噬细胞和中淋巴细胞。淋巴小结近被膜侧，由密集的小淋巴细胞构成，呈月牙形，此为小结帽。深层皮质主要由 T 细胞组成，呈弥散分布。此区可见毛细血管后微静脉，其内皮较高，呈立方形，细胞核圆形或椭圆形。

（三）脾

1．材料　猫的脾。

2．染色　HE 染色。

3．观察内容

（1）低倍镜观察：脾表面被覆由致密结缔组织构成的被膜，染成粉红色，较厚，被膜伸入脾内部形成脾小梁。脾实质可分为白髓、红髓和边缘区。实质大部分呈红色，是红髓。红髓由脾索和脾窦组成。脾索呈不规则条索状，脾窦位于脾索之间，走行迂曲，窦腔大而不规则。散在分布的深蓝紫色球团状或条索状结构是白髓。白髓主要由密集的淋巴组织构成，包括脾小体和动脉周围淋巴鞘。染成深蓝紫色的淋巴小结为脾小体。在脾小体周围可见一个或两个小动脉横断面，即中央动脉。包绕在中央动脉周围的弥散淋巴组织就是动脉周围淋巴鞘。边缘区为白髓和红髓之间的狭窄区域，光镜下无明显边界。

（2）高倍镜观察：脾索呈条索状，彼此相接成网，索内因富含血细胞，故染色略显红色。脾索之间的间隙为脾窦，不同于淋巴结的淋巴窦，脾窦属于血窦。脾窦腔大小不等，窦壁是由长杆状内皮细胞构成的，切片上血窦内皮细胞核凸入腔中，呈圆形或椭圆形。脾小体由淋巴细胞密集而成，功能活跃时，可见小结帽、明区和暗区。

（四）扁桃体

1．材料　腭扁桃体。

2．染色　HE 染色。

3．观察内容

（1）低倍镜观察：扁桃体一侧可见紫红色的黏膜上皮及上皮下薄层粉红色的固有层。黏膜上皮由复层扁平上皮构成，上皮内可见侵入的淋巴细胞。沿黏膜上皮观察，可见上皮向扁桃体内部的结缔组织中凹陷，形成较深的隐窝。隐窝周围及固有层深侧可见蓝紫色的结构为密集分布的淋巴小结和弥散淋巴组织。扁桃体深侧可见由粉红色的被膜包裹。

（2）高倍镜观察：隐窝周围及固有层内有许多淋巴小结和弥散淋巴组织，淋巴小结可见有生发中心。

二、实习视频

三、巩固与提高

（一）A1 型题

1．淋巴结内富含 B 细胞的主要区域是

　　A．被膜与小梁

　　B．深层皮质区

　　C．淋巴小结

　　D．皮质淋巴窦

　　E．髓窦

2．胸腺髓质最显著的特征性结构为

　　A．毛细血管后微静脉

　　B．胸腺小体

C．血 - 胸腺屏障

D．胸腺上皮细胞数量较少

E．小叶髓质相互延续

3．淋巴结的胸腺依赖区是指

A．淋巴小结的生发中心之明区

B．小结帽

C．浅层皮质

D．深层皮质的大片弥散淋巴组织

E．淋巴小结的生发中心之暗区

4．胸腺可产生

A．浆细胞

B．巨噬细胞

C．交错突细胞

D．T 细胞

E．B 细胞

5．脾实质分为

A．皮质与髓质

B．白髓与红髓

C．白髓、边缘区和红髓

D．脾小体与边缘区

E．脾小体与脾索

6．血液内淋巴细胞进入淋巴组织的通道是

A．毛细血管后微静脉

B．淋巴窦

C．脾窦

D．脾小体

E．动脉周围淋巴鞘

7．参与免疫应答的重要细胞，有强大的吞噬作用的是

A．成纤维细胞

B．巨噬细胞

C．浆细胞

D．肥大细胞

E．间充质细胞

8．脾小体主要的组成细胞是

A．浆细胞

B．巨噬细胞

C．交错突细胞

D．T 细胞

E．B 细胞

9．具有胸腺小体的器官是

A．甲状腺

B．垂体

C．淋巴结

D．脾

E．胸腺

10．脾的胸腺依赖区是

A．脾小体

B．边缘区

C．动脉周围淋巴鞘

D．脾索

E．脾小梁

（二）X 型题

1．淋巴结内淋巴窦的结构

A．窦壁有内皮、薄层基板、扁平形网状细胞

B．窦腔内为星形的内皮细胞支撑

C．窦腔内有巨噬细胞附着或游走

D．淋巴窦为血窦

E．髓窦汇集形成输出淋巴管

2．血 - 胸腺屏障包含

A．连续性毛细血管内皮和完整的基膜

B．连续的胸腺细胞

C．血管周间隙及其中的巨噬细胞

D．胸腺上皮细胞基膜

E．连续的胸腺上皮细胞

3．关于脾小结的叙述，正确的是

A．由大量 B 细胞构成

B．可有生发中心

C．帽部朝向红髓

D．由大量的 T 细胞构成

E．即脾内的淋巴小结

4．属于胸腺依赖区的是

A．淋巴结浅层皮质

B．脾小体

C．动脉周围淋巴鞘

D．淋巴结副皮质区

E．毛细血管后微静脉

5．富含 B 细胞的球形或椭圆形淋巴组织是

A．脾小体

B．淋巴结副皮质区

C．动脉周围淋巴鞘

D．淋巴小结

E．毛细血管后微静脉

（三）名词解释

1．血 - 胸腺屏障

2．淋巴小结

（四）问答题

1．简述淋巴结皮质的组织结构、主要的细胞分布和功能意义。

2．简述脾白髓和红髓的组织结构、主要的细胞分布和功能意义。

四、识图辨结构

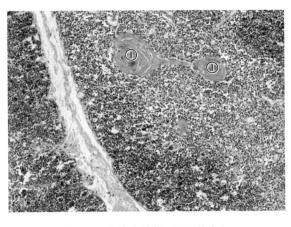

图 9-1　胸腺光镜像（HE 染色）
①_____

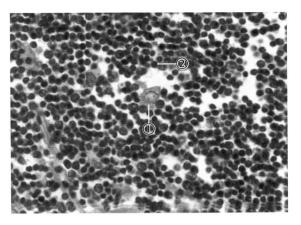

图 9-2　胸腺皮质光镜像（HE 染色）
①_____　②_____

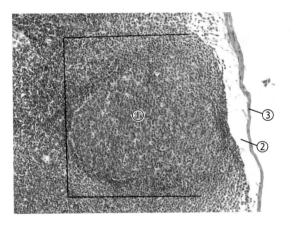

图 9-3　淋巴结皮质光镜像（HE 染色）
①_____　②_____　③_____

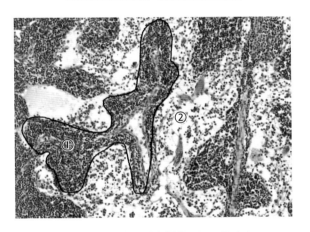

图 9-4　淋巴结髓质光镜像（HE 染色）
①_____　②_____

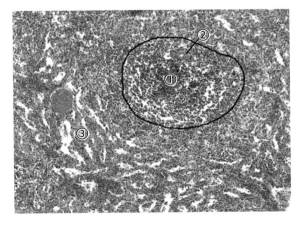

图 9-5　脾光镜像（HE 染色）
①_____　②_____　③_____

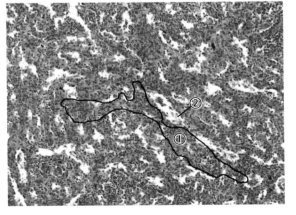

图 9-6　脾红髓光镜像（HE 染色）
①_____　②_____

（赵秀军）

实习十

皮 肤

 实验目的

1. 掌握皮肤表皮和真皮的结构。
2. 了解毛、毛囊、汗腺和皮脂腺等皮肤附属器的结构。

一、标本观察

（一）指皮

1. 材料 人手指掌面皮肤。

2. 染色 HE 染色。

3. 观察内容

（1）低倍镜观察：镜下可区分表皮与真皮。皮肤浅层为表皮部分，由角化的复层扁平上皮构成，表皮最浅层嗜酸性着色，深部则为嗜碱性着色。表皮深处为真皮部分，表皮与真皮接触面可见凹凸不平。

（2）高倍镜观察：表皮由基底面向游离面可以分为 5 层结构。基底层位于表皮的最底层，由一层矮柱状或立方形细胞构成，细胞核圆形，位于细胞中央，细胞质呈强嗜碱性；基底层细胞上方则为棘层，由数层多边形细胞所构成，细胞与细胞之间可见棘状突起，细胞体积较大，胞质丰富，呈弱嗜碱性；棘层上方为颗粒层，由 3～5 层梭形细胞所构成，细胞长轴与表皮平行排列，细胞质内含有染成蓝紫色、嗜碱性的透明角质颗粒；颗粒层上方则为透明层，由 2～3 层扁平细胞构成，细胞界限不清楚，细胞核已消失，呈嗜酸性均质透明状，手掌或足底的皮肤较厚，透明层比较明显；位于表皮最表层的是角质层，细胞为完全角化的死细胞，层数比较多，呈嗜酸性均质状，细胞被染成粉红色。

真皮由致密结缔组织所构成，根据位置和结构不同，真皮可分为乳头层和网织层。乳头层位于表皮的下方，该层纤维细密，细胞和小血管成分较多，由乳头层结缔组织突入表皮基底面形成，呈乳头状突起，称真皮乳头。其中，有的真皮乳头中可以看到触觉小体，触觉小体呈卵圆形，长轴与表皮垂直，外面包裹有结缔组织被囊，囊内有许多平行排列的扁平细胞。乳头层的下方为网织层，网织层构成真皮的主要部分，为不规则致密结缔组织，粗大胶原纤维束交织排列，弹性纤维不易观察到，纤维之间有少量基质和细胞。在网织层和皮下组织中可观察到血管和汗腺等结构，汗腺分泌部由单层矮柱状或锥体形细胞组成，细胞着色较浅；汗腺导管细长而弯曲，由两层小立方形细胞围成，胞质嗜碱性。网织层内还可观察到环层小体，扁平被囊细胞呈同心圆状排列，中心有致密棒状体。触觉小体和环层小体均为有被囊的神经末梢。

（二）头皮

1. 材料 人头皮。

2．染色　HE 染色。

3．观察内容

（1）低倍镜观察：皮肤很薄，表皮的透明层及颗粒层不明显，主要观察皮肤的附属结构。毛分为毛干和毛根两部分，暴露在皮肤外面的为毛干，位于皮肤内部的则为毛根。毛一般倾斜生长，由于其结构较细，在头皮的纵断面一般不易见到毛干部分，切片中毛根常见横断或斜断的结构。毛根被一囊鞘包裹，为毛囊。毛根与表皮钝角一侧可见一束平滑肌，即为立毛肌。立毛肌一端连接真皮乳头，另一端连接毛囊。立毛肌的收缩可以牵拉毛囊，改变方向。

（2）高倍镜观察：毛根与毛囊在末端融合膨大形成毛球，毛球由毛母质细胞和黑素细胞构成，是毛与毛囊的生长点。在毛球底部有凹陷，并有结缔组织向内突出，形成毛乳头，毛乳头内有毛细血管和神经等结构，对毛的生长起到诱导与营养的作用。在立毛肌和毛囊之间可观察到一团泡状腺，为皮脂腺，皮脂腺导管比较短，多开口于毛囊。腺体中心腺细胞较大，呈多边形，细胞核固缩，细胞质内充满了脂滴，HE 染色切片着色较浅，呈空泡状或泡沫状。皮脂腺所分泌的皮脂对皮肤和毛发有润泽和保护功能。

二、实习视频

三、巩固与提高

（一）A1 型题

1．以下对于表皮描述不正确的是
- A．为角化的复层扁平上皮
- B．基底层细胞呈嗜酸性
- C．棘层细胞为多边形细胞
- D．在比较厚的皮肤透明层比较明显
- E．表皮内有游离的神经末梢

2．细胞质内含有透明角质颗粒的细胞是
- A．基底层细胞
- B．棘层细胞
- C．颗粒层细胞
- D．透明层细胞
- E．角质层细胞

3．关于表皮角质层的特征，叙述错误的是
- A．细胞轮廓不清楚
- B．细胞已无活性
- C．可见细胞核
- D．细胞内充满角蛋白丝
- E．HE 染色切片中呈嗜酸性

4．细胞质内开始出现板层颗粒的细胞是
- A．基底层细胞

- B．棘层细胞
- C．颗粒层细胞
- D．透明层细胞
- E．角质层细胞

5．细胞质内含有黑素体的细胞是
- A．黑素细胞
- B．梅克尔细胞
- C．朗格汉斯细胞
- D．颗粒层细胞
- E．棘层细胞

6．朗格汉斯细胞内所特有的结构是
- A．角蛋白丝
- B．嗜碱性颗粒
- C．黑素体
- D．透明角质颗粒
- E．伯贝克颗粒

7．具有活跃的分裂和增殖能力的细胞是
- A．角质层细胞
- B．透明层细胞
- C．颗粒层细胞
- D．棘层细胞

E．基底层细胞

8．皮肤参与免疫应答的细胞是

A．基底层细胞

B．梅克尔细胞

C．黑素细胞

D．棘层细胞

E．朗格汉斯细胞

9．组成表皮的两类细胞分别是

A．角质形成细胞和非角质形成细胞

B．角蛋白细胞和朗格汉斯细胞

C．角蛋白形成细胞和黑素细胞

D．梅克尔细胞和非角蛋白形成细胞

E．乳头层和网织层

10．以下对于真皮网织层叙述错误的是

A．网织层深处可见环层小体

B．含有较多的血管

C．可见淋巴管网

D．可见汗腺结构

E．含有丰富的网状纤维

（二）X 型题

1．有关毛乳头，叙述正确的是

A．毛乳头为结缔组织

B．内含有触觉小体

C．富含血管与神经等

（三）问答题

试述皮肤从深层到浅层的层次结构。

D．对毛发的生长起到诱导和营养作用

E．毛球底面向内凹陷所形成的

2．关于毛发的结构，下列叙述正确的是

A．由毛根和毛干构成

B．毛囊包裹毛干

C．毛根和毛囊在末端膨大形成毛球

D．毛发由排列规则的角化上皮细胞组成

E．毛球是毛发和毛囊的生长点

3．关于皮脂腺的结构，下列叙述正确的是

A．全部开口于毛囊上部

B．青春期分泌活跃

C．由分泌部和导管部组成

D．分泌物排出不畅容易引起痤疮

E．皮脂腺能润泽皮肤与毛发

4．下列对汗腺描述正确的是

A．汗腺分为顶泌汗腺和外泌汗腺

B．顶泌汗腺分布于全身皮肤中

C．外泌汗腺开口于皮肤表面汗孔

D．顶泌汗腺分泌过盛至气味过浓时会引起狐臭

E．外泌汗腺分泌的汗液具有调节体温的作用

四、识图辨结构

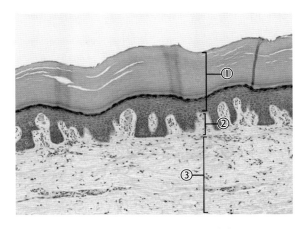

图 10-1　指皮光镜像 -1（HE 染色）

①_____　②_____　③_____

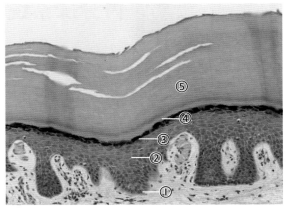

图 10-2　指皮光镜像 -2（HE 染色）

①_____　②_____　③_____

④_____　⑤_____

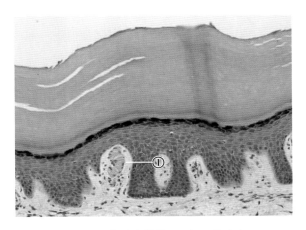

图 10-3　指皮光镜像 -3（HE 染色）

①_____

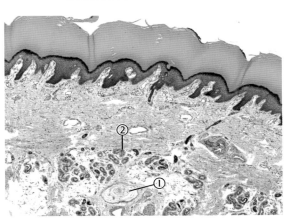

图 10-4　指皮光镜像 -4（HE 染色）

①_____　②_____

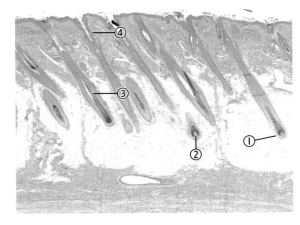

图 10-5　头皮光镜像 -1（HE 染色）

①_____　②_____　③_____　④_____

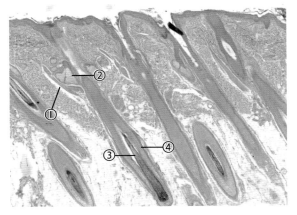

图 10-6　头皮光镜像 -2（HE 染色）

①_____　②_____　③_____　④_____

（常世阳）

实习十一

内分泌系统

 实验目的

1. 掌握甲状腺、肾上腺、腺垂体远侧部的结构和功能。
2. 了解甲状旁腺、垂体神经部的结构和功能。

一、标本观察

（一）甲状腺

1. **材料** 犬甲状腺。

2. **染色** HE 染色。

3. **观察内容**

（1）低倍镜观察：甲状腺为实质性器官，表面被覆由薄层结缔组织构成的被膜；实质由许多滤泡和少量结缔组织间质构成，含有丰富的毛细血管。

（2）高倍镜观察：滤泡大小不等，滤泡壁由单层立方上皮围成，滤泡腔内为红色胶质，有时胶质内可见不着色的空泡。功能旺盛或低下时滤泡壁可为单层柱状上皮或单层扁平上皮。滤泡旁细胞位于滤泡上皮细胞之间或滤泡旁的结缔组织间质中，胞体比滤泡上皮细胞稍大，胞质染色浅，因而显得明亮，故又称亮细胞。

（二）甲状旁腺

1. **材料** 犬甲状旁腺。

2. **染色** HE 染色。

3. **观察内容**

（1）低倍镜观察：甲状旁腺表面为薄层结缔组织构成的被膜；实质主要由主细胞和少量嗜酸性细胞构成，其间有少量结缔组织和丰富的毛细血管。

（2）高倍镜观察：主细胞数量很多，细胞呈圆形或多边形，核圆形，位于细胞中央。嗜酸性细胞数量较少，单个或成群存在，其胞体大于主细胞，胞质内充满嗜酸性颗粒，核小而圆，染色较深。

（三）肾上腺

1. **材料** 犬肾上腺。

2. **染色** HE 染色。

3. **观察内容**

（1）低倍镜观察：腺体表面有薄层结缔组织构成的被膜，腺实质分皮质和髓质，皮质位于外周，髓质位于中央。由于细胞的形态结构与排列不同，皮质自周边向中央依次可分为球状带、束状带和网状带，三带之间无明显界限。髓质位于中央，较薄，有髓质细胞、中央静脉及交感神经节细胞组成。

（2）高倍镜观察：皮质各带相互移行无明显分界，细胞间可见结缔组织及丰富的窦状毛细血管。球状带位于被膜下方，较薄，细胞较小，呈矮柱状或多边形，排列成球形的细胞团，胞核染色较深。束状带是皮质中最厚的一部分，细胞较大呈多边形，排列成条索状。胞质内充满脂滴，故呈空泡状，核着色较浅。网状带位于皮质的最内层，细胞索相互吻合成网。细胞小，胞核圆形，胞质嗜酸性，内含脂褐素及少量脂滴，染色较束状带深。髓质中央的血管为中央静脉，管腔较大，管壁不规则。髓质细胞多边形，胞体较大，核圆形居中央，细胞排列成团索状。交感神经节细胞在髓质中散在分布，胞体大而圆，胞质含有细颗粒状的尼氏体；核大而圆，染色质疏松，着色浅，核仁大而明显。多数标本中无交感神经节。

（四）脑垂体

1．材料　猪脑垂体。

2．染色　HE 染色。

3．观察内容

（1）低倍镜观察：表面为结缔组织被膜，分辨远侧部、神经部和中间部。远侧部由大量腺细胞密集排列成团或索状，其间有丰富的血窦。神经部主要由神经胶质细胞（垂体细胞）和无髓神经纤维组成。中间部为一狭长区域，可见几个大小不等的滤泡，腔内充满红色胶体。

（2）高倍镜观察：腺垂体远侧部腺细胞可分为 3 种：①嗜酸性细胞数量较多，多位于远侧部的后外侧部，胞体较大，圆形或椭圆形，胞质内含粗大的嗜酸性颗粒，染成红色，核圆形，位于细胞一侧。②嗜碱性细胞数量较少，多分布在远侧部中央或头侧部分，胞体大小不等，圆形或多边形，胞质内有嗜碱性颗粒，染成蓝色，核圆形或椭圆形。③嫌色细胞数量最多，体积最小，常成群分布，细胞圆形或多边形，胞质染色浅淡，细胞界限不清，胞核圆形。中间部由滤泡、嫌色细胞和较小的嗜碱性细胞组成，滤泡上皮呈立方形或矮柱状，腔内有红色胶体。神经部的无髓神经纤维染成浅红色，散在的蓝色点状细胞核为神经胶质细胞核，其间含有丰富的毛细血管；垂体细胞形态不规则，胞质内有棕黄色的色素颗粒；此外，神经部可见赫林体，为大小不等的嗜酸性均质团块。

二、实习视频

三、巩固与提高

（一）**A1 型题**

1．关于内分泌腺的描述，错误的是
  A．分泌物直接释放入血
  B．腺细胞排列成团索状或围成滤泡
  C．腺细胞间有丰富的毛细血管
  D．无导管
  E．毛细血管为连续性的

2．下列不属于内分泌腺的是
  A．甲状腺
  B．甲状旁腺

  C．肾上腺
  D．脑垂体
  E．胸腺

3．下丘脑神经内分泌细胞分泌的激素通过何种结构调节腺垂体远侧部的功能
  A．垂体门脉系统
  B．下丘脑 - 垂体束
  C．垂体上动脉
  D．垂体下动脉
  E．垂体门微静脉

4．关于甲状腺滤泡，错误的是
 A．滤泡大小不一
 B．滤泡上皮为单层上皮，高度可变
 C．滤泡上皮细胞间可有滤泡旁细胞
 D．上皮细胞胞质内粗面内质网发达
 E．滤泡腔内物质为甲状腺激素

5．侏儒症是由于
 A．儿童期生长激素分泌不足
 B．儿童期甲状腺激素分泌不足
 C．成人期生长激素分泌不足
 D．成人期甲状腺激素分泌不足
 E．儿童期甲状腺激素分泌过多

6．呆小症由以下哪种因素引起
 A．婴幼儿期生长激素分泌不足
 B．婴幼儿期甲状腺激素分泌不足
 C．成人期生长激素分泌不足
 D．成人期甲状腺激素分泌不足
 E．婴幼儿期甲状旁腺激素分泌不足

7．肾上腺皮质球状带、束状带、网状带分泌的激素分别是
 A．盐皮质激素、糖皮质激素、性激素
 B．糖皮质激素、盐皮质激素、性激素
 C．肾上腺素、去甲肾上腺素、性激素
 D．盐皮质激素、肾上腺素、糖皮质激素
 E．性激素、糖皮质激素、盐皮质激素

8．关于神经垂体的描述，错误的是
 A．有大量无髓神经纤维
 B．与下丘脑相连
 C．可见赫林体
 D．有神经胶质细胞
 E．有神经元胞体

9．腺垂体嗜碱性细胞可分为
 A．催乳激素细胞、促肾上腺皮质激素细胞和促甲状腺激素细胞
 B．生长激素细胞、催乳激素细胞和抗利尿激素细胞
 C．促肾上腺皮质激素细胞、促甲状腺激素细胞和促性腺激素细胞
 D．生长激素细胞和促甲状腺激素细胞
 E．催乳激素细胞和生长激素细胞

10．腺垂体细胞分泌的激素不包括
 A．STH
 B．TSH
 C．ADH
 D．ACTH
 E．FSH

（二）X 型题
1．关于甲状腺滤泡旁细胞，正确的是
 A．位于滤泡之间或滤泡上皮细胞之间
 B．分泌降钙素
 C．细胞具有嗜银性
 D．HE 切片中，胞质着色浅
 E．可分泌甲状旁腺激素

2．直接参与调节血钙浓度的内分泌细胞有
 A．垂体嗜酸性细胞
 B．甲状旁腺主细胞
 C．甲状旁腺嗜酸性细胞
 D．甲状腺滤泡旁细胞
 E．弓状核细胞

3．关于肾上腺皮质，正确的是
 A．球状带较薄，细胞较小，胞质中含少量脂滴
 B．束状带最厚，细胞大，着色浅，含大量脂滴
 C．网状带位于皮质最内层，细胞较束状带小，含脂褐素及少量脂滴
 D．皮质细胞分泌的激素均为含氮激素
 E．皮质较厚，占实质的大部分

4．关于腺垂体远侧部，正确的是
 A．腺细胞排列成团索状，少数围成滤泡
 B．腺细胞可分为嗜酸性与嗜碱性细胞两大类
 C．腺细胞具有分泌含氮类激素细胞的结构特点
 D．远侧部又称前叶
 E．腺细胞之间有丰富的窦状毛细血管

5．类固醇激素分泌细胞包括
 A．嗜铬细胞
 B．束状带细胞
 C．睾丸间质细胞
 D．卵巢黄体细胞
 E．甲状腺滤泡上皮细胞

（三）名词解释

1．垂体门脉系统

2．赫林体

（四）问答题

1．简述肾上腺的组织结构和功能。

2．简述下丘脑与腺垂体、神经垂体的关系。

四、识图辨结构

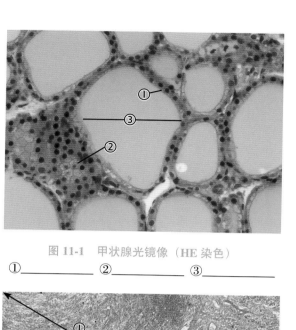

图 11-1　甲状腺光镜像（HE 染色）

① _____ ② _____ ③ _____

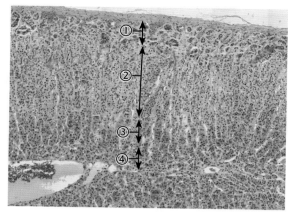

图 11-2　肾上腺光镜像（HE 染色）

① _____ ② _____ ③ _____ ④ _____

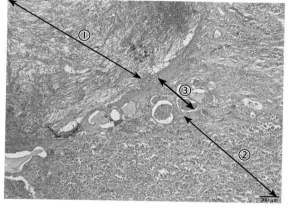

图 11-3　脑垂体光镜像（猪，HE 染色）

① _____ ② _____ ③ _____

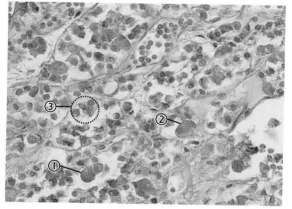

图 11-4　腺垂体远侧部光镜像（猪，HE 染色）

① _____ ② _____ ③ _____

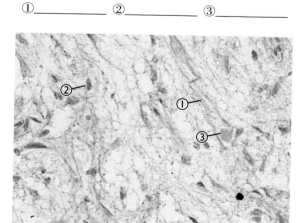

图 11-5　神经垂体神经部光镜像（猪，HE 染色）

① _____ ② _____ ③ _____

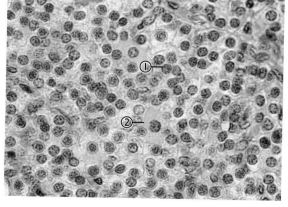

图 11-6　甲状旁腺光镜像（犬，HE 染色）

① _____ ② _____

（曲银娥）

实习十二

消 化 管

 实验目的

1. 掌握消化管的一般结构。
2. 掌握食管、胃和小肠的组织结构。
3. 了解结肠和阑尾的组织结构。

一、标本观察

（一）食管

1. 材料　犬食管的横切面。

2. 染色　HE染色。

3. 观察内容

（1）低倍镜观察：食管管壁由内向外分为黏膜、黏膜下层、肌层和外膜。

1）黏膜：食管腔呈不规则形，腔面深紫色带状结构为未角化的复层扁平上皮，固有层为细密的结缔组织，其中可见小血管和食管腺导管的断面。黏膜肌层主要由纵行的平滑肌束组成，故肌纤维为横切面。

2）黏膜下层：位于黏膜肌层深面，为疏松结缔组织，含较大的血管和黏液性的复管泡状的食管腺。

3）肌层：由两层肌组织构成，内层为环形肌，外层为纵行肌。两肌层之间有结缔组织分隔，其中有肌间神经丛。

4）外膜：为纤维膜，由结缔组织构成。

（2）高倍镜观察

1）食管腺的腺泡呈圆形或卵圆形，腺腔小。腺细胞呈柱状或锥体形，胞质着色浅，核染色深，位于细胞基底部。腺体小导管由单层立方细胞或柱状细胞围成，较大的导管由复层柱状上皮围成，至开口处则由复层扁平上皮围成。

2）食管的肌层根据取材部位的不同，肌纤维的类型也不同。若取材自食管的上1/3段，为骨骼肌；若取材自食管的下1/3段，为平滑肌；若取材自食管的中1/3段，则为以上两种肌纤维的移行混合。同学们可据此判断，所观察的切片标本，取材自食管的哪一段。

（二）胃

1. 材料　犬胃底部。

2. 染色　HE染色。

3. 观察内容

（1）低倍镜观察：分辨胃壁的4层结构。

1）黏膜：标本高低不平的一面为黏膜，表面由单层柱状上皮覆盖，有许多较浅的上皮凹陷即胃小凹。上皮下为固有层，由结缔组织构成，其中大部分被胃底腺所占据，结缔组织很少，被挤在腺体之间。固有层外可见平滑肌，为黏膜肌层，其排列方式为内环、外纵。

2）黏膜下层：位于黏膜肌层深面，由疏松结缔组织组成，其中常见较大的血管。

3）肌层：较厚、结构致密、呈深粉色，由3层平滑肌组成，呈内斜、中环、外纵排列，在环形与纵行平滑肌之间可见肌间神经丛。

4）浆膜：位于肌层外面。由间皮和间皮下薄层疏松结缔组织组成。

（2）高倍镜观察：着重观察黏膜上皮和固有层中的腺体。

1）上皮：单层柱状上皮，主要由表面黏液细胞组成。细胞核呈椭圆形，位于基底部；顶部胞质充满黏原颗粒，HE染色不易着色，呈空泡状。

2）胃底腺：固有层结缔组织内含有大量胃底腺，为单管状或分支管状腺，开口于胃小凹。胃底腺在标本上常被切成圆形、卵圆形或长条形，腺腔狭小。每个胃底腺分为颈部、体部和底部3部分。选择胃底腺的纵切面观察。

主细胞（胃酶细胞）：数量最多，主要分布于胃底腺的体部和底部。细胞呈锥体形或柱状；细胞核圆形，位于细胞的基底部；基底部胞质呈强嗜碱性，染成紫色，顶部胞质充满酶原颗粒，由于酶原颗粒被溶解，故顶部胞质着色浅、呈现空泡状。

壁细胞（泌酸细胞）：较主细胞少，主要分布于胃底腺的颈部和体部。细胞体较大，呈圆形或锥体形；细胞核圆形，居中，可见双核；胞质强嗜酸性，染成鲜艳的红色。

颈黏液细胞：数量少，主要位于胃底腺的颈部，常呈楔形夹在其他细胞之间。细胞核扁平，位于细胞基底部；细胞核上方含有丰富的黏原颗粒，故细胞质着色浅淡。

（三）十二指肠

1.材料　猫十二指肠的横切面。

2.染色　HE染色。

3.观察内容

（1）低倍镜观察：分辨十二指肠壁的4层结构。

1）黏膜：由于小肠腔面的皱襞是环形皱襞，故在十二指肠横切面标本中不易观察到腔面的皱襞。黏膜表面有许多突向肠腔的突起，即小肠绒毛。绒毛由上皮和固有层共同向肠腔突出而成，其纵切面呈叶状，横切面为卵圆形。固有层内可见腺的各种不同断面，即小肠腺。黏膜肌层由内环、外纵两层平滑肌组成。

2）黏膜下层：由疏松结缔组织组成，其中有血管、淋巴管、黏膜下神经丛及十二指肠腺。

3）肌层：由内环、外纵两层平滑肌组成。两肌层之间有少量结缔组织及肌间神经丛。

4）外膜：十二指肠后壁为纤维膜，其他部分为浆膜。

（2）高倍镜观察：着重观察小肠绒毛、小肠腺和十二指肠腺的结构。

1）小肠绒毛：覆盖绒毛表面的为单层柱状上皮。柱状的吸收细胞游离面有一层较薄、亮红色结构，此为纹状缘。柱状细胞间夹有高脚酒杯状的杯状细胞。绒毛中轴为固有层结缔组织，其中央有时可见中央乳糜管（毛细淋巴管）。中央乳糜管的管壁由内皮构成，管腔较毛细血管大。此外，还可见毛细血管、沿绒毛纵轴排列的分散的平滑肌纤维及淋巴细胞等。

2）小肠腺：为单管状腺，由相邻绒毛根部之间的上皮下陷到固有层而形成。选择一个与小肠绒毛的上皮相连续的小肠腺纵切面观察。构成小肠腺的主要细胞有：

①吸收细胞：形态与绒毛的柱状细胞相同。

②杯状细胞：形态与绒毛的杯状细胞相同。

③帕内特细胞（潘氏细胞）：位于小肠腺底部，常三五成群，为小肠腺的特征性细胞。细胞呈锥体形；细胞核圆形或卵圆形，位于细胞基底部；顶部胞质内含有许多粗大的嗜酸性分泌

颗粒，染成红色。动物饥饿时取材的标本，易见到帕内特细胞的嗜酸性分泌颗粒，请同学们思考其原因。

④内分泌细胞：散在于其他细胞之间，需特殊染色显示。

⑤干细胞：位于小肠腺下半部，散在于其他细胞之间，切片中不易显示。

3）十二指肠腺：位于黏膜下层，为复管泡状黏液腺。腺细胞呈柱状或锥体形；细胞核圆形或扁平，位于细胞基底部；胞质着色浅。有时可观察到腺导管穿过黏膜肌层，开口于小肠腺底部。

（四）空肠

1．材料　猫空肠。

2．染色　HE 染色。

3．观察内容

低倍镜观察：分清管壁 4 层结构，重点观察黏膜和黏膜下层，注意与十二指肠及回肠相区别。此外，还应注意肠壁纵、横切面对黏膜皱襞显示的区别。纵切面标本，在其腔面可见较大的、由部分黏膜层和黏膜下层共同向肠腔突出形成的环形皱襞；横切面标本上，不易见到皱襞。

（1）小肠绒毛：为指状。绒毛上皮中杯状细胞数量较十二指肠多，但比回肠少。

（2）淋巴小结：小肠固有层内均含孤立淋巴小结，但以小肠远侧部分为多。

（3）黏膜下层：无腺体。

（五）回肠

1．材料　猫回肠。

2．染色　HE 染色。

3．观察内容

低倍镜观察：分辨管壁 4 层结构，重点观察黏膜和黏膜下层，注意与十二指肠及空肠相区别。

（1）小肠绒毛：细而短。绒毛上皮中杯状细胞多。

（2）淋巴组织：固有层有数个淋巴小结集合在一起形成集合淋巴小结，并可侵入黏膜下层。

（3）黏膜下层：无腺体。

（六）结肠

1．材料　猫结肠。

2．染色　HE 染色。

3．观察内容

（1）低倍镜观察：分辨管壁 4 层结构，注意与小肠相区别。

1）黏膜：无绒毛。固有层含有大量由上皮下陷形成的大肠腺，为单直管状腺，开口于黏膜表面。此外，固有层结缔组织中可见孤立的淋巴小结。黏膜肌层由内环、外纵的平滑肌纤维构成。

2）黏膜下层：为疏松结缔组织，无腺体。

3）肌层：为内环、外纵的平滑肌。

4）浆膜：由结缔组织和间皮组成。

（2）高倍镜观察：着重观察黏膜。

结肠上皮和肠腺均为单层柱状上皮，柱状细胞的纹状缘不明显。在肠上皮及腺上皮细胞间夹有大量杯状细胞。大肠腺内无帕内特细胞。

（七）阑尾

1．材料　猫阑尾。

2．染色　HE 染色。

3．观察内容

低倍镜观察：管壁结构与结肠相似，重点观察黏膜。阑尾的主要特点有：

（1）固有层内肠腺短而少，而淋巴细胞和淋巴小结发达，有时侵入黏膜下层，以致黏膜肌层很不完整。

（2）黏膜下层含大量淋巴组织及脂肪细胞。

（3）肌层的内环形较厚，外纵行较薄。

（4）外膜为浆膜。

二、实习视频

三、巩固与提高

（一）**A1 型题**

1．消化管壁可分为

　　A．内膜、中膜、外膜

　　B．内膜、中膜、浆膜

　　C．黏膜、黏膜下层、外膜

　　D．内皮、固有层、黏膜肌层

　　E．黏膜、黏膜下层、肌层、外膜

2．以下关于人食管结构的描述中，错误的是

　　A．腔面有 7 ～ 10 条纵行皱襞

　　B．黏膜上皮为未角化的复层扁平上皮

　　C．黏膜肌层为一层纵行平滑肌

　　D．黏膜下层内含黏液腺

　　E．肌层为平滑肌

3．食管腺腺泡位于

　　A．黏膜

　　B．黏膜下层

　　C．肌层

　　D．外膜

　　E．食管上下端的固有层

4．以下关于胃黏膜上皮的描述中，错误的是

　　A．为单层柱状上皮

　　B．含大量杯状细胞

　　C．表面黏液细胞顶部含大量黏原颗粒

　　D．HE 染色的标本中着色较淡

　　E．上皮细胞可分泌黏液

5．胃底腺的主细胞分泌

　　A．胃蛋白酶

　　B．胃蛋白酶原

　　C．盐酸

　　D．胆汁

　　E．脂肪酶和淀粉酶

6．合成盐酸的部位在壁细胞的

　　A．粗面内质网

　　B．滑面内质网

　　C．细胞内分泌小管

　　D．线粒体

　　E．微管泡系统

7．下列不是胃底腺细胞的是

　　A．主细胞

　　B．壁细胞

　　C．颈黏液细胞

　　D．吸收细胞

　　E．内分泌细胞

8．从十二指肠到回肠，杯状细胞的数量

　　A．逐渐增多

　　B．逐渐减少

　　C．无明显变化

　　D．逐渐消失

　　E．因人而异

9．中央乳糜管

A．是毛细淋巴管，输送乳糜微粒

B．是毛细血管，与氨基酸吸收有关

C．是毛细血管，与脂肪吸收有关

D．是毛细淋巴管，与单糖吸收有关

E．是小淋巴管，与脂肪吸收有关

10．关于潘氏细胞的描述错误的是

　　A．又称帕内特细胞

　　B．位于肠腺的顶部，常三五成群

　　C．是小肠腺的特征性细胞

　　D．顶部胞质充满嗜酸性颗粒

　　E．分泌溶菌酶，具有杀菌作用

（二）X 型题

1．黏膜下层含有腺的器官是

　　A．食管

　　B．胃

　　C．十二指肠

　　D．空肠和回肠

　　E．气管

2．以下关于胃酶细胞结构特点和功能的描述中，错误的是

　　A．细胞呈柱状或锥形

B．细胞质强嗜酸性

C．细胞质内含丰富的粗面内质网

D．细胞质内含发达的高尔基复合体

E．分泌胃蛋白酶

3．壁细胞可分泌

　　A．胃蛋白酶原

　　B．胃蛋白酶

　　C．凝乳酶

　　D．盐酸

　　E．内因子

4．肠绒毛上皮不包括

　　A．吸收细胞

　　B．杯状细胞

　　C．内分泌细胞

　　D．帕内特细胞

　　E．干细胞

5．关于结肠的描述，正确的是

　　A．无肠绒毛

　　B．无杯状细胞

　　C．有较多的大肠腺

　　D．肌层为内环、外纵两层

　　E．外膜全部为浆膜

（三）名词解释

1．皱襞

2．肠绒毛

（四）问答题

1．简述扩大小肠吸收面积的结构。

2．试述胃底腺主细胞、壁细胞的光镜、电镜结构和功能。

四、识图辨结构

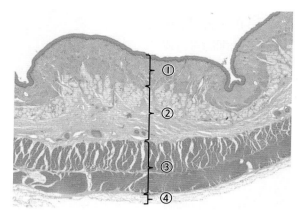

图 12-1　食管光镜像 -1（HE 染色）

①_____　②_____　③_____　④_____

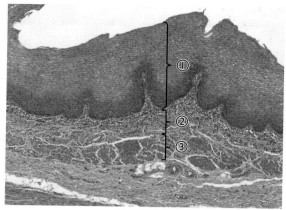

图 12-2　食管光镜像 -2（HE 染色）

①_____　②_____　③_____

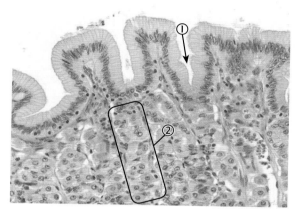

图 12-3　胃黏膜光镜像 -1（HE 染色）

①_____　②_____

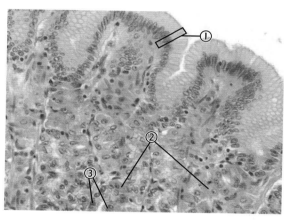

图 12-4　胃黏膜光镜像 -2（HE 染色）

①_____　②_____　③_____

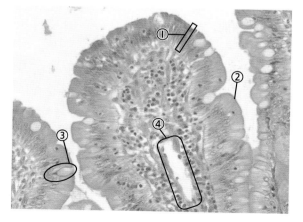

图 12-5　小肠绒毛光镜像（HE 染色）

①_____　②_____　③_____　④_____

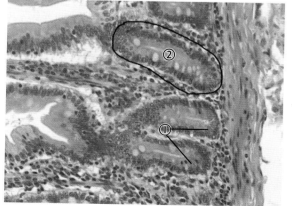

图 12-6　小肠腺光镜像（HE 染色）

①_____　②_____

（赵　静）

实习十三

消化腺

实验目的

1. 掌握肝、胰腺的结构和功能。
2. 了解唾液腺的结构。

一、标本观察

（一）腮腺

1. 材料 兔腮腺。

2. 染色 HE 染色。

3. 观察内容

（1）低倍镜观察：唾液腺表面被覆结缔组织被膜，被膜较厚。腺实质被分割成许多小叶，可见脂肪被溶解出现的空泡，小叶内可见腺泡和导管。腺泡为纯浆液性，腺泡间可见较多纹状管断面。

（2）高倍镜观察：纯浆液性腺细胞围成圆形或不规则形腺泡，腺细胞呈锥体形，细胞核圆形位于基底部。基底部胞质嗜碱性，胞质顶部有嗜酸性的分泌颗粒。闰管管径细，管壁为单层扁平或立方上皮。纹状管管壁为单层柱状上皮，细胞质嗜酸性，细胞核圆形位于细胞上部，基底部有纵纹。小叶间结缔组织内可见小叶间导管，管径较粗，管壁为假复层柱状上皮。

（二）下颌下腺

1. 材料 兔下颌下腺。

2. 染色 HE 染色。

3. 观察内容

（1）低倍镜观察：下颌下腺表面被覆结缔组织被膜，被膜深入腺实质，将腺分隔为许多大小不等的小叶。腺泡为混合性，但含有较多的浆液性腺泡。结缔组织内可见血管和小叶间导管。

（2）高倍镜观察：腺泡可以分为 3 种，以浆液性腺泡为主，混合性腺泡和黏液性腺泡略少。黏液性腺泡腺腔较大，腺细胞呈柱状或锥体形，细胞核扁圆形，位于细胞基底部，细胞质染色浅，有些被染成淡蓝色。腺泡间纹状管多见。

（三）舌下腺

1. 材料 兔舌下腺。

2. 染色 HE 染色。

3. 观察内容

（1）低倍镜观察：舌下腺表面被覆的结缔组织被膜将腺体分成小叶，小叶间隔内可见小叶间导管和血管。腺泡多为黏液性，可见较多浆半月，纹状管较少。

（2）高倍镜观察：黏液性腺泡多见，细胞质染色浅，腺泡腔较为规则，可见几个浆液性腺细胞排列成半月形帽状结构，附着在黏液性腺泡底部或者末端，称为浆半月。无闰管，纹状管较腮腺和下颌下腺少。

（四）胰腺

1．材料　猫胰腺。

2．染色　HE 染色。

3．观察内容

（1）低倍镜观察：薄层结缔组织被膜，深入实质将腺体分成多个小叶，小叶分界不明显，腺泡均为浆液性腺泡。小叶间结缔组织内可见小叶间导管。腺体内散在染色浅淡、大小不等的细胞团为胰岛，胰岛周围有少量结缔组织包裹。

（2）高倍镜观察：外分泌部为浆液性腺泡，腺泡较大，腺细胞顶部细胞质嗜酸性，细胞核圆形位于细胞底部，核周围细胞质嗜碱性，腺腔小。闰管长，有部分闰管上皮细胞深入腺泡内，形成泡心细胞。散在的浅色细胞团块为胰腺的内分泌部，即胰岛。胰岛各类细胞的细胞核圆形，染色较深，注意在 HE 染色切片中不能区分胰岛细胞的种类。

（五）肝

1．材料　猪肝、人肝。

2．染色　HE 染色。

3．观察内容

（1）低倍镜观察：肝表面被覆薄层结缔组织被膜，被膜深入实质将实质分成许多肝小叶。猪肝的肝小叶明显，小叶为多边形，多为六边形，也有不规则形，小叶中央可见明显的中央静脉，小叶之间的结缔组织中有小叶间动脉、小叶间静脉和小叶间胆管，该区域为门管区。肝小叶之间也可见到小叶下静脉，管径比中央静脉粗大，管壁较厚而且完整。人肝的肝小叶之间的结缔组织较少，分界不如猪肝明显。

（2）高倍镜观察：中央静脉，管壁薄，仅有一层内皮细胞，管壁有大量血窦开口。肝索由肝细胞构成。肝细胞质嗜酸性，细胞核大而圆，居中，染色浅，偶见双核。肝血窦腔大、不规则，窦壁由一层内皮细胞构成。小叶间动脉管腔小而圆，管壁较厚，可见内皮和几层环形平滑肌。小叶间静脉管腔大而不规则，管壁薄，管腔内常见血细胞。小叶间胆管由单层立方上皮构成，管腔规则。

二、实习视频

三、巩固与提高

（一）A1 型题

1．三大唾液腺中为纯浆液性腺的是

  A．唇腺

  B．腮腺

  C．颊腺

  D．舌下腺

  E．下颌下腺

2．与唾液腺腺泡相连的导管是

  A．闰管

  B．小叶内导管

C．总导管

D．小叶间导管

E．纹状管

3．大唾液腺的半月由

A．浆液性腺细胞组成，位于腺泡与导管之间

B．黏液性腺细胞组成，位于腺泡与导管之间

C．黏液性腺细胞组成，附着于浆液性腺泡

D．浆液性腺细胞组成，附着于黏液性腺泡

E．浆液性腺细胞组成，附着于浆液性腺泡

4．下列不是胰岛细胞分泌物的是

A．生长抑素

B．胰高血糖素

C．胰岛素

D．胰多肽

E．胰蛋白酶

5．产生胰岛素缺乏型糖尿病的主要原因是

A．B 细胞分泌胰岛素不足

B．A 细胞分泌胰岛素不足

C．D 细胞分泌胰岛素不足

D．B 细胞分泌生长抑素不足

E．D 细胞分泌生长抑素不足

6．胰岛中数量最多的细胞是

A．A 细胞

B．B 细胞

C．D 细胞

D．PP 细胞

E．D1 细胞

7．肝的基本结构和功能单位是

A．肝板

B．肝细胞

C．肝血窦

D．胆小管

E．肝小叶

8．下列不属于肝小叶内的结构的是

A．肝细胞

B．肝血窦

C．窦周隙

D．小叶间胆管

E．中央静脉

9．关于肝的描述，错误的是

A．肝小叶是肝的基本结构单位

B．肝板、肝血窦、胆小管各自形成网络

C．血液从肝血窦汇入中央静脉

D．胆汁从肝小叶周边汇入中央

E．肝小叶之间各种管道密集的部位为门管区

10．肝小叶的窦周隙位于

A．肝血窦与血窦之间

B．肝细胞之间

C．巨噬细胞与内皮细胞之间

D．肝细胞与肝血窦内皮细胞之间

E．肝细胞与肝巨噬细胞之间

（二）X 型题

1．关于大唾液腺描述正确的是

A．腺泡包括浆液性腺泡、黏液性腺泡和混合性腺泡

B．导管包括闰管、纹状管、小叶间导管和总导管

C．腮腺为纯浆液性腺

D．下颌下腺为混合腺，以黏液性腺泡为主

E．舌下腺为混合腺，以黏液性腺泡为主

2．胰岛的内分泌细胞有

A．A 细胞

B．B 细胞

C．C 细胞

D．D 细胞

E．PP 细胞

3．构成肝小叶的结构包括

A．肝血窦

B．肝板

C．中央静脉

D．胆小管

E．窦周隙

4．关于肝窦周隙描述正确的是

A．位于肝血窦与肝细胞之间

B．内有贮脂细胞和散在网状纤维

C．肝细胞向窦周隙内伸出许多微绒毛

D．充满血浆

E．是肝细胞与血液进行物质交换的
场所

5．肝门管区包括如下结构

A．小叶间胆管

B．小叶内胆管

C．小叶下静脉

D．小叶间静脉

E．小叶间动脉

（三）名词解释

1．泡心细胞

2．门管区

（四）问答题

1．试述胰岛的细胞构成和功能。

2．试述肝小叶的结构。

四、识图辨结构

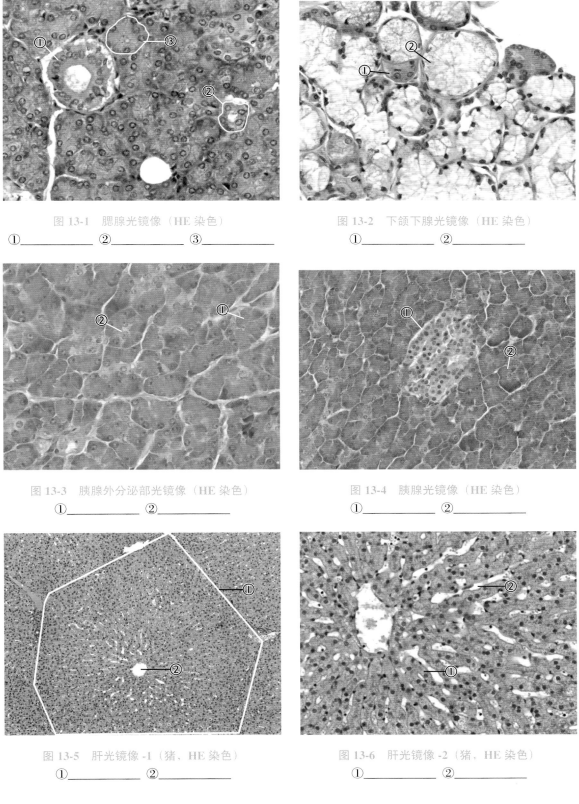

图 13-1　腮腺光镜像（HE 染色）

①_____　②_____　③_____

图 13-2　下颌下腺光镜像（HE 染色）

①_____　②_____

图 13-3　胰腺外分泌部光镜像（HE 染色）

①_____　②_____

图 13-4　胰腺光镜像（HE 染色）

①_____　②_____

图 13-5　肝光镜像 -1（猪，HE 染色）

①_____　②_____

图 13-6　肝光镜像 -2（猪，HE 染色）

①_____　②_____

（王立轩）

实习十四

呼吸系统

 实验目的

1．掌握气管的组织结构。
2．掌握肺导气部和呼吸部的组成及结构特点。

一、标本观察

（一）气管

1．材料 猫气管的横切面。

2．染色 HE 染色。

3．观察内容

（1）低倍镜观察：气管是一个典型的管腔性器官，首先找到凹面的气管腔面。气管的管壁由内向外分为黏膜、黏膜下层和外膜 3 层。

（2）高倍镜观察：黏膜又分为上皮和固有层两层。气管的上皮为假复层纤毛柱状上皮，重点观察纤毛细胞和杯状细胞。固有层为致密结缔组织。上皮和固有层之间可以观察到明显的基膜，这是气管上皮的特征。黏膜下层为疏松结缔组织。气管腺是黏膜下层的典型结构，应学会区分黏液性腺泡、浆液性腺泡和混合性腺泡。外膜由"C"形透明软骨环和疏松结缔组织构成。透明软骨内外两侧的致密结缔组织为软骨膜。

（二）肺

1．材料 猫肺。

2．染色 HE 染色。

3．观察内容

（1）低倍镜观察：可以观察到大小不同的管状结构和网眼状的肺泡。这些管状结构是肺内的血管和各级支气管。管壁完整的支气管分支属于肺的导气部，一旦管壁有肺泡的开口，则为肺的呼吸部。

（2）高倍镜观察：叶支气管逐渐分支到终末肺支气管构成肺的导气部。其变化规律是：管壁完整，管径逐渐变小，管壁逐渐变薄，三层分界逐渐不明显。上皮从假复层纤毛柱状上皮逐渐过渡为单层纤毛柱状上皮。杯状细胞、混合腺和透明软骨片都逐渐减少至消失，而固有层外侧的平滑肌却相对增多。

1）小支气管：管壁较气管小而薄，上皮为假复层纤毛柱状上皮，夹有杯状细胞，腺体减少，透明软骨呈片状，平滑肌稍增多。

2）细支气管：上皮仍为假复层纤毛柱状上皮，至末端变成单层纤毛柱状上皮，杯状细胞、软骨片及腺体更少乃至消失，平滑肌相对增多。

3）终末细支气管：黏膜表面有皱襞，上皮为单层纤毛柱状上皮，无杯状细胞，腺体和软骨片均已消失，固有层形成完整的环形平滑肌层。柱状上皮细胞之间可见到一种稍向腔面隆起的细胞，称为分泌细胞（Clara 细胞）。

4）呼吸性细支气管：呼吸性细支气管管壁的结构与终末细支气管相似，但管壁出现少量肺泡开口于管腔，使管壁结构不完整。上皮由单层立方移行为单层扁平上皮，管壁上有肺泡通连，上皮下有少量平滑肌及结缔组织。

5）肺泡管：管壁上有大量的肺泡开口，肺泡之间残留的管壁成分呈结节状膨大。该处管壁的上皮细胞为立方形或扁平形，上皮下有少量平滑肌及结缔组织。

6）肺泡囊：许多肺泡共同开口而围成的囊腔是肺泡囊。

7）肺泡：壁薄，表面覆以上皮，上皮下为肺泡隔的结缔组织，其内含有毛细血管及肺巨噬细胞。肺泡是由单层肺泡上皮和基膜构成的囊泡状结构。肺泡上皮由Ⅰ型和Ⅱ型两种肺泡细胞组成。Ⅰ型肺泡细胞呈扁平形，细胞数量较少，覆盖肺泡表面积的 95%。Ⅱ型肺泡细胞位于Ⅰ型肺泡细胞之间，细胞数量较多，仅覆盖肺泡表面积的 5% 左右。细胞呈立方形或圆形，细胞核圆形，细胞质着色浅。相邻肺泡之间的薄层结缔组织是肺泡隔，含有丰富的毛细血管和弹性纤维。在肺泡隔和肺泡腔内，还可以观察到肺巨噬细胞，细胞形状不规则，细胞质嗜酸性，可见吞噬的异物和颗粒。

以上呼吸性细支气管、肺泡管、肺泡囊和肺泡构成肺的呼吸部。

二、实习视频

三、巩固与提高

（一）A1 型题

1．关于肺泡描述错误的是
　　A．是肺进行气体交换的场所
　　B．由Ⅰ型和Ⅱ型肺泡细胞构成
　　C．相邻两个肺泡间的薄层结缔组织称为肺泡隔
　　D．肺泡隔内有丰富的有孔毛细血管网
　　E．Ⅰ型肺泡细胞为扁平形

2．杯状细胞位于呼吸道的
　　A．上皮内
　　B．固有层内
　　C．黏膜下层内
　　D．外膜内
　　E．基膜内

3．分泌表面活性物质的细胞是
　　A．杯状细胞
　　B．浆细胞
　　C．Ⅰ型肺泡细胞
　　D．Ⅱ型肺泡细胞
　　E．肺巨噬细胞

4．对Ⅱ型肺泡细胞的描述错误的是
　　A．细胞为圆形或立方形
　　B．细胞核为圆形
　　C．电镜下，胞质内含丰富的嗜锇性板层小体
　　D．参与构成气血屏障
　　E．分泌表面活性物质

5．肺内导气部起于叶支气管，终止于
　　A．段支气管
　　B．小支气管
　　C．细支气管
　　D．终末细支气管
　　E．呼吸性细支气管

6．呼吸性细支气管与终末细支气管结构

的主要区别是

A．无软骨片

B．无腺体

C．上皮无纤毛

D．无完整的管壁

E．无杯状细胞

7．肺的呼吸部包括

A．肺泡、肺泡管、肺泡囊、细支气管

B．呼吸性细支气管、肺泡管、肺泡囊、肺泡

C．肺泡、肺泡管、终末细支气管、呼吸性细支气管

D．肺泡囊、肺泡管、细支气管、呼吸性细支气管

E．肺泡管、肺泡、肺泡囊、终末细支气管

8．气管的上皮是

A．单层柱状上皮

B．单层纤毛柱状上皮

C．复层柱状上皮

D．假复层纤毛柱状上皮

E．复层扁平上皮

9．关于终末细支气管的特征错误的是

A．上皮内无杯状细胞

B．管壁有环形的平滑肌层

C．管壁无腺体和软骨

D．管壁有肺泡开口，可进行气体交换

E．上皮为单层纤毛柱状上皮

10．肺泡管的上皮是

A．假复层纤毛柱状上皮

B．单层纤毛柱状上皮

C．单层立方或扁平上皮

D．假复层柱状上皮

E．复层扁平上皮

（二）X 型题

1．关于Ⅰ型肺泡细胞，正确的是

A．细胞扁平，仅含核部分略厚

B．覆盖肺泡小部分表面

C．细胞内吞饮小泡多

D．可将肺泡内吸入的微尘运至间质

E．参与构成气血屏障

2．肺的导气部包括

A．气管

B．小支气管

C．细支气管

D．终末细支气管

E．呼吸性细支气管

3．气管黏膜上皮包括

A．纤毛细胞

B．杯状细胞

C．基细胞

D．刷细胞

E．小颗粒细胞

4．关于呼吸性细支气管的结构，正确的是

A．表面被覆单层柱状或单层立方上皮

B．上皮下有少量结缔组织和平滑肌

C．管壁上有肺泡的开口

D．属于肺的导气部

E．分支形成肺泡管

5．气血屏障包括

A．肺泡表面液体层

B．Ⅱ型肺泡细胞及基膜

C．薄层结缔组织

D．毛细血管基膜和内皮

E．Ⅰ型肺泡细胞及基膜

（三）名词解释

1．肺小叶

2．气 - 血屏障

（四）问答题

1．试述气管管壁的结构与功能特点。

2．试述肺泡上皮的结构及与呼吸功能的关系。

四、识图辨结构

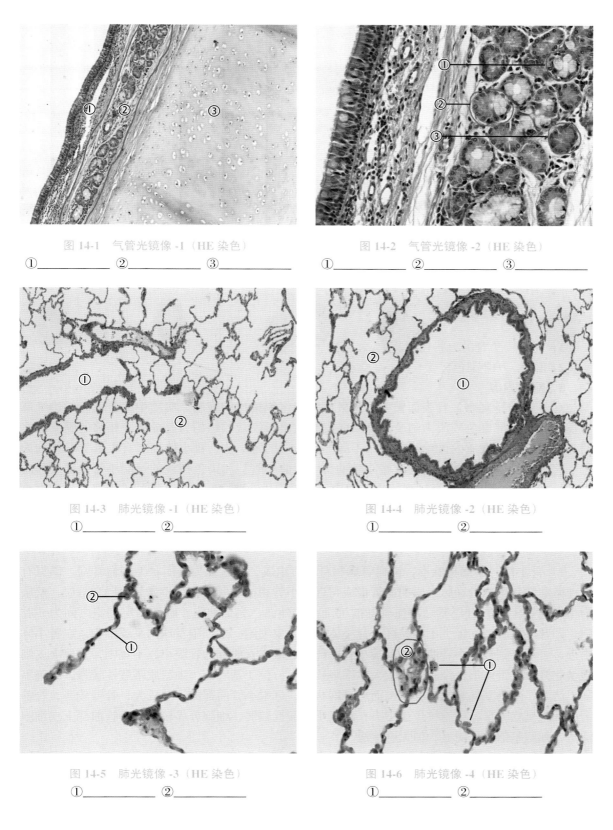

图 14-1　气管光镜像 -1（HE 染色）

①＿＿＿＿＿＿　②＿＿＿＿＿＿　③＿＿＿＿＿＿

图 14-2　气管光镜像 -2（HE 染色）

①＿＿＿＿＿＿　②＿＿＿＿＿＿　③＿＿＿＿＿＿

图 14-3　肺光镜像 -1（HE 染色）

①＿＿＿＿＿＿　②＿＿＿＿＿＿

图 14-4　肺光镜像 -2（HE 染色）

①＿＿＿＿＿＿　②＿＿＿＿＿＿

图 14-5　肺光镜像 -3（HE 染色）

①＿＿＿＿＿＿　②＿＿＿＿＿＿

图 14-6　肺光镜像 -4（HE 染色）

①＿＿＿＿＿＿　②＿＿＿＿＿＿

（李　航）

实习十五

泌尿系统

实验目的

1. 掌握肾的光镜结构。
2. 了解输尿管的结构。

一、标本观察

（一）肾

1. **材料**　兔肾的冠状切面。
2. **染色**　HE 染色。
3. **观察内容**

（1）低倍镜观察：肾表面被覆一层致密结缔组织构成的被膜。实质中染色较深的边缘部为皮质，其深部染色较浅为髓质。髓质向皮质发出条纹状的结构为髓放线，相邻的髓放线之间为皮质迷路。皮质内可见许多大小不等的呈球形的肾小体。肾小体周围有大量管状结构为肾小管，包括着色呈深红色的近端小管曲部（近曲小管）和染色稍浅的远端小管曲部（远曲小管）。髓放线由一些平行排列的小管构成，位于皮质迷路之间，包括近端小管直部（近直小管）、远端小管直部（远直小管）和集合小管。髓质主要由大量管状结构组成，包括近端小管直部、细段、远端小管直部和集合小管，无肾小体。

（2）高倍镜观察

1）肾小体：断面呈圆形，由血管球和肾小囊组成。血管球为一团状毛细血管网。偶见有入球微动脉和出球微动脉出入的血管极或与近曲小管相连的尿极。肾小囊分壁层和脏层，壁层为单层扁平上皮，脏层紧贴在血管球的毛细血管外面，为足细胞。脏壁两层细胞之间为一腔隙，即肾小囊腔。光镜下不容易区分肾小体内的内皮细胞、足细胞及球内系膜细胞。在肾小体附近，可观察到近端小管曲部和远端小管曲部。近端小管曲部的管腔小，不规则，管壁上皮细胞呈立方形或锥体形，细胞体积较大，细胞核圆形，位于基底部，细胞质嗜酸性较强，细胞界限不清楚，细胞基部有纵纹，游离面可见刷状缘。远端小管曲部的管腔较大，管壁较薄，管壁上皮细胞呈立方形，细胞核位于中央，细胞质嗜酸性较弱，细胞分界较近端小管曲部上皮细胞清楚，细胞基部纵纹明显，但无刷状缘。

2）髓放线内可见近端小管直部和远端小管直部，它们的光镜下结构与曲部相似。但是，近端小管直部上皮细胞较曲部略矮，管腔略大，细胞游离面的刷状缘略短。远端小管直部上皮细胞较曲部稍矮、稍宽，着色稍深，核也较少。髓放线内还可见集合小管。集合小管管腔较大，管壁上皮也由单层立方逐渐增高为单层柱状上皮。上皮细胞的细胞核圆形，位于中央，着色较深，细胞质染色较浅而明亮，细胞分界清楚。另外，肾小体血管极一侧可见致密斑，它由远端小管直部末端靠近血管极一侧上皮细胞增高、变窄、紧密排列形成。致密斑细胞呈高柱状，细胞质色浅，细胞核密集，且靠近腔面。

3）髓质可观察到近端小管直部、远端小管直部、集合小管和细段。其中，细段管径最小，管壁为单层扁平上皮，细胞含细胞核部分凸向管腔，细胞质较浅。细段很容易与毛细血管相混淆，但后者管壁更薄，腔内可见血细胞，需仔细辨别区分。

（二）输尿管

1．材料　人输尿管的横切面。

2．染色　HE 染色。

3．观察内容　输尿管的管腔小，管壁厚，管壁分 3 层。黏膜上皮为变移上皮，上皮下面为较致密的结缔组织形成的固有层。肌层由平滑肌组成，标本若取自输尿管上 2/3，呈内纵、外环；若取自输尿管下 1/3，呈内纵、中环、外纵。外膜为结缔组织构成的纤维膜。

二、实习视频

三、巩固与提高

（一）**A1 型题**

1．肾形成尿液的结构和功能单位是

　　A．肾叶

　　B．肾小叶

　　C．肾单位

　　D．肾小管

　　E．肾小体

2．滤过形成原尿的部位是

　　A．肾叶

　　B．肾小叶

　　C．肾单位

　　D．肾小管

　　E．肾小体

3．一个肾小叶由

　　A．一个肾锥体构成

　　B．一个肾锥体与其相连皮质构成

　　C．相邻肾锥体之间的皮质构成

　　D．一条髓放线及其周围的皮质迷路构成

　　E．一条髓放线及其一侧的皮质迷路构成

4．下列关于肾单位所含结构的描述中，错误的是

　　A．肾小体

　　B．集合小管系

　　C．细段

　　D．近端小管

　　E．远端小管

5．下列关于肾小囊的描述中，错误的是

　　A．为肾小管起始部膨大并凹陷而成的双层杯状囊

　　B．血管球滤过形成的滤液（即原尿）首先进入肾小囊腔

　　C．壁层为单层立方上皮

　　D．肾小囊与近端小管相连的一端为肾小体的尿极

　　E．在血管极处肾小囊壁层返折与脏层相连

6．髓袢位于

　　A．皮质迷路、髓放线、肾锥体

　　B．髓放线、肾锥体

　　C．肾锥体

　　D．肾柱、肾锥体

　　E．皮质迷路、肾柱

7．下列关于近端小管曲部的特点，错误的是

A．胞质嗜碱性

B．细胞为锥体形或立方形，体积较大

C．细胞分界不清

D．基底面有纵纹

E．细胞游离面有刷状缘

8．关于远端小管的描述，错误的是

A．胞质染色浅

B．细胞基底部纵纹不明显

C．细胞基底部质膜内褶发达

D．细胞表面微绒毛又短又少

E．细胞分界清楚

9．关于球旁复合体的描述，错误的是

A．球外系膜细胞起"信息"传递作用

B．由出球微动脉近血管极处的管壁平滑肌细胞特化而来

C．球旁细胞可分泌肾素

D．致密斑能感受远端小管内滤液钠离子浓度的变化

E．致密斑是远端小管直部末端上皮细胞增高形成的椭圆形斑

10．下列关于输尿管的描述中，错误的是

A．管壁由黏膜、肌层、外膜组成

B．外膜为浆膜

C．上 2/3 段肌层为内纵、外环

D．下 1/3 段肌层为内纵、中环、外纵

E．上皮为变移上皮

B．球外系膜细胞

C．球内系膜细胞

D．致密斑

E．足细胞

2．滤过膜的组成结构为

A．有孔内皮

B．基膜

C．血管系膜

D．足细胞裂孔膜

E．系膜细胞

3．肾皮质所含结构包括

A．皮质迷路

B．肾小囊

C．血管球

D．近端小管曲部

E．远端小管曲部

4．肾小管包括

A．近端小管曲部

B．近端小管直部

C．细段

D．远端小管直部

E．远端小管曲部

5．下列关于足细胞的描述，正确的是

A．为肾小囊脏层细胞

B．胞体较大，凸向肾小囊腔

C．从胞体发出数个较大的初级突起

D．每个初级突起均发出许多次级突起，相互穿插成栅栏状

E．突起间的孔隙称裂孔，裂孔上无膜覆盖

（二）X 型题

1．球旁复合体包括

A．球旁细胞

（三）名词解释

1．肾单位

2．滤过膜

（四）问答题

试述近曲小管和远曲小管的形态结构特点及功能。

四、识图辨结构

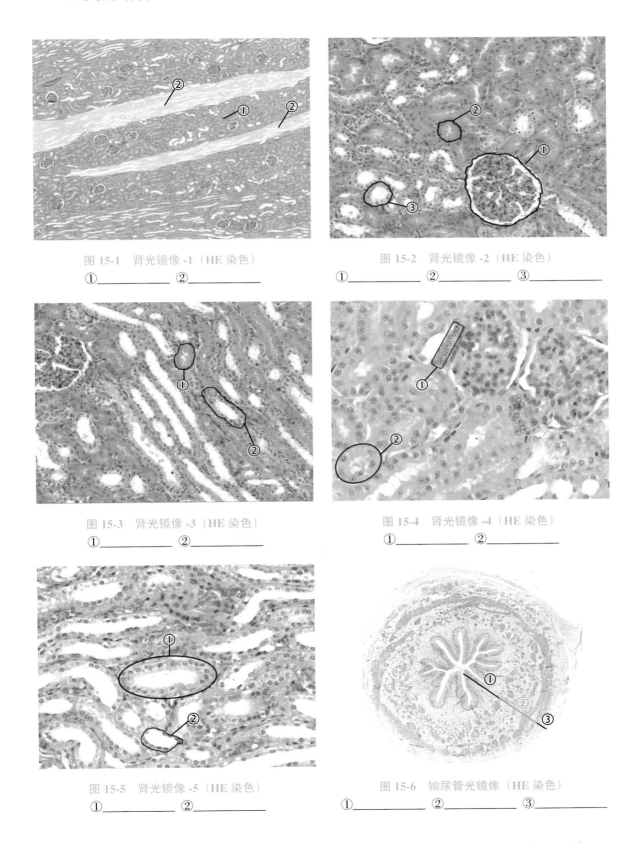

图 15-1　肾光镜像 -1（HE 染色）

①＿＿＿＿＿＿　②＿＿＿＿＿＿

图 15-2　肾光镜像 -2（HE 染色）

①＿＿＿＿＿　②＿＿＿＿＿　③＿＿＿＿＿

图 15-3　肾光镜像 -3（HE 染色）

①＿＿＿＿＿＿　②＿＿＿＿＿＿

图 15-4　肾光镜像 -4（HE 染色）

①＿＿＿＿＿＿　②＿＿＿＿＿＿

图 15-5　肾光镜像 -5（HE 染色）

①＿＿＿＿＿＿　②＿＿＿＿＿＿

图 15-6　输尿管光镜像（HE 染色）

①＿＿＿＿＿　②＿＿＿＿＿　③＿＿＿＿＿

（吴　明）

实习十六

男性生殖系统

 实验目的

1. 掌握睾丸结构以及各级生精细胞的结构特点，并了解精子发生过程。
2. 了解附睾的结构特点。

一、标本观察

（一）睾丸

1. 材料　大鼠睾丸。

2. 染色　HE 染色。

3. 观察内容

（1）低倍镜观察：睾丸表面被覆一层致密结缔组织构成的白膜，染成粉红色。白膜较厚，下方血管丰富，为血管膜。睾丸实质可见不同断面的生精小管，生精小管间有少量的结缔组织为睾丸间质。生精小管的管壁由复层生精上皮构成。生精上皮由各级生精细胞和支持细胞组成。

（2）高倍镜观察：选取一个细胞层数较多、细胞结构清晰的生精小管断面，换用高倍镜观察其形态结构。生精细胞数量多，大小不一，由基底面向腔面依其不同发育阶段有序排列。①精原细胞：紧贴基膜，细胞体积小，圆形或椭圆形，核圆、着色较深。②初级精母细胞：位于精原细胞近腔侧，有数层，细胞体积大，核大而圆，染色体交织成丝球状，存在时间较长，最易分辨。③次级精母细胞：体积较初级精母细胞小，细胞核圆形，染色较深，因存在的时间较短，故不易见到。④精子细胞：靠近腔面，排列成多层，分别处于不同变态时期，细胞及胞核的形态和着色各不相同。⑤精子：形似蝌蚪，头部染成紫蓝色，成群附于支持细胞的顶端，尾部常因被切断而不易见到。支持细胞位于生精细胞之间，其形态难以辨认，核椭圆形或不规则形，核着色浅，核仁明显。

睾丸间质细胞：成群分布于生精小管间的结缔组织内，细胞体积较大，呈圆形或多边形，胞质嗜酸性较强。细胞核圆形，常偏位，染色浅，核仁明显。

（二）附睾

1. 材料　大鼠附睾。

2. 染色　HE 染色。

3. 观察内容

（1）低倍镜观察：表面有结缔组织被膜，实质内有输出小管和附睾管两种，前者管壁较薄，管腔起伏不平；后者管壁较厚，管腔整齐。附睾管上皮基膜外有薄层平滑肌围绕。

（2）高倍镜观察：输出小管上皮由低柱状无纤毛细胞群和高柱状纤毛细胞群相间排列而

成，腔面不规则。高柱状细胞游离面可见纤毛，核靠近腔面；低柱状细胞核靠近基部。附睾管上皮为假复层柱状上皮，腔面整齐，由高柱状细胞和基细胞组成。高柱状细胞呈高柱状，胞核呈椭圆形，位于基底部，染色浅，细胞顶端有排列整齐的静纤毛；基细胞呈锥形，位于基膜上，细胞核小而圆，排列整齐。

二、实习视频

三、巩固与提高

（一）A1 型题

1. 经两次成熟分裂后，形成 4 个精子细胞的是
   A．精原细胞
   B．初级精母细胞
   C．次级精母细胞
   D．精子细胞
   E．精子

2. 进行第一次成熟分裂的生精细胞是
   A．精原细胞
   B．初级精母细胞
   C．次级精母细胞
   D．精子细胞
   E．精子

3. 进行第二次成熟分裂的生精细胞是
   A．精子细胞
   B．精子
   C．次级精母细胞
   D．精原细胞
   E．初级精母细胞

4. 分泌雄激素的细胞是
   A．精原细胞
   B．睾丸间质细胞
   C．支持细胞
   D．精子细胞
   E．初级精母细胞

5. 分泌雄激素结合蛋白的细胞是
   A．精子细胞
   B．初级精母细胞
   C．支持细胞
   D．睾丸间质细胞
   E．精原细胞

6. 经过形态变化演变为精子的细胞是
   A．B 型精原细胞
   B．A 型精原细胞
   C．初级精母细胞
   D．次级精母细胞
   E．精子细胞

7. 成群分布于生精小管之间的细胞是
   A．精原细胞
   B．支持细胞
   C．睾丸间质细胞
   D．精子细胞
   E．初级精母细胞

8. 不属于生精小管的细胞是
   A．支持细胞
   B．间质细胞
   C．精原细胞
   D．初级精母细胞
   E．精子细胞

9. 在睾丸切片的生精小管上皮中不易见到的细胞是
   A．精子
   B．精子细胞
   C．次级精母细胞
   D．初级精母细胞
   E．精原细胞

10. 睾丸的主要功能是
    A．仅产生精子
    B．产生精子和分泌雄激素

C．分泌雄激素结合蛋白

D．分泌雌激素

E．形成精液

（二）X 型题

1．生精上皮包括

A．支持细胞

B．精原细胞

C．初级精母细胞

D．次级精母细胞

E．精子细胞和精子

2．生精细胞包括

A．支持细胞

B．精原细胞

C．初级精母细胞

D．次级精母细胞

E．精子细胞和精子

3．血 - 睾屏障的作用在于

A．阻止某些物质进入生精上皮

B．保持生精小管内高浓度的雄激素水平

C．维持有利于精子发生的微环境

D．保持精子需要的营养

E．防止精子抗原物质逸出生精小管外而引发自身免疫反应

4．属于睾丸结构成分的是

A．白膜和睾丸纵隔

B．生精小管

C．间质和间质细胞

D．直精小管和睾丸网

E．输出小管

5．相邻支持细胞之间有

A．精原细胞

B．间质细胞

C．紧密连接

D．精子细胞

E．肌样细胞

（三）名词解释

1．精子发生

2．血 - 睾屏障

（四）问答题

1．简述生精小管的结构。

2．简述精子发生过程。

四、识图辨结构

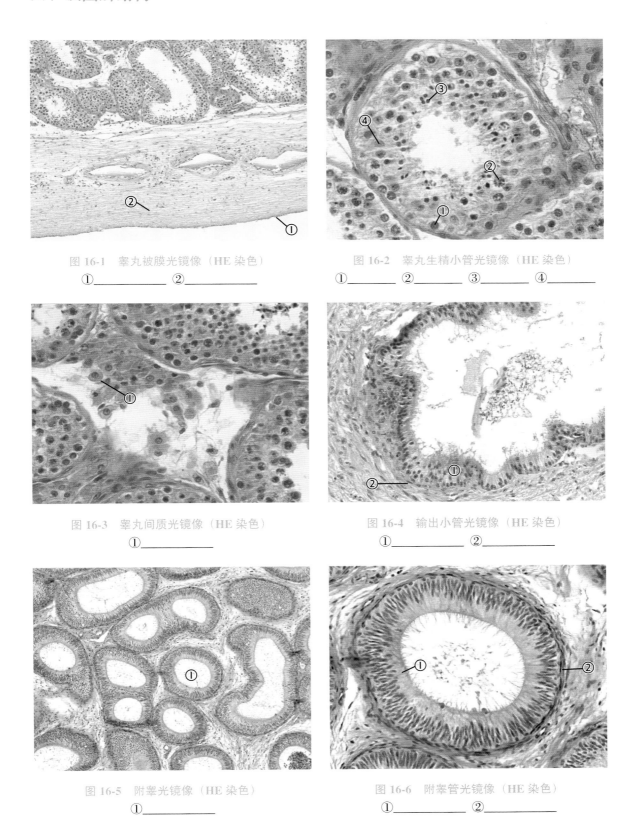

图 16-1　睾丸被膜光镜像（HE 染色）

①_____　②_____

图 16-2　睾丸生精小管光镜像（HE 染色）

①_____　②_____　③_____　④_____

图 16-3　睾丸间质光镜像（HE 染色）

①_____

图 16-4　输出小管光镜像（HE 染色）

①_____　②_____

图 16-5　附睾光镜像（HE 染色）

①_____

图 16-6　附睾管光镜像（HE 染色）

①_____　②_____

（牛嗣云　高　政）

实习十七

女性生殖系统

 实验目的

1. 掌握卵巢的组织结构及功能。
2. 掌握子宫的组织结构。
3. 了解乳腺的组织结构。

一、标本观察

（一）卵巢

1. 材料 兔卵巢。

2. 染色 HE 染色。

3. 观察内容

（1）低倍镜观察：卵巢表面被覆单层扁平或立方形的表面上皮，上皮下有一层致密结缔组织，称白膜。卵巢实质分皮质和髓质，皮质较厚，位于外周，由大量卵泡和结缔组织构成；髓质范围较小，位于中央，染色浅，由结缔组织、神经和血管组成。

（2）高倍镜观察

1）原始卵泡：位于卵巢皮质浅层，体积小，数量多，由一个初级卵母细胞及周围单层扁平的卵泡细胞组成。初级卵母细胞体积较大，圆形，胞质嗜酸性，核大而圆，染色质稀疏，着色浅，核仁大而明显。卵泡细胞体积较小，扁平形，细胞核扁圆形，染色较深。

2）初级卵泡：卵泡细胞生长，由单层扁平变为单层立方或柱状，随后增殖为多层；初级卵母细胞体积增大，在卵母细胞表面和卵泡细胞之间出现一层较厚的均匀的嗜酸性膜，即透明带。卵泡周围的结缔组织逐渐分化成卵泡膜，但与周围的结缔组织无明显分界。

3）次级卵泡：卵泡体积进一步增大，初级卵母细胞体积增大达到最大。主要结构：卵泡细胞层数进一步增多，细胞之间逐渐出现大小不等的腔隙，这些腔隙逐渐融合成一个较大的卵泡腔，腔内充满卵泡液；由于卵泡液不断增多，卵泡腔不断扩大，初级卵母细胞及周围的卵泡细胞被挤到卵泡腔的一侧，形成凸入卵泡腔的丘状隆起，称为卵丘；紧靠透明带表面的一层卵泡细胞，增大变成柱状，呈放射状排列，称为放射冠；分布在卵泡腔周边的卵泡细胞密集排列构成卵泡壁，称为颗粒层，颗粒层的卵泡细胞称为颗粒细胞；随着卵泡的增大，其周围的结缔组织亦增多，卵泡膜更加明显，且分出内、外两层，内层含有较多的多边形或梭形的膜细胞以及丰富的毛细血管，外层细胞及毛细血管均少，纤维较多，并有少量平滑肌。

4）成熟卵泡：为卵泡发育的最后阶段。卵泡体积很大，并向卵巢表面突出。该卵泡在标本中不易找到，不要求辨认。

5）黄体：位于卵泡间或突向卵巢表面，为体积很大并富含血管的内分泌细胞团，HE 染色呈粉红色，黄体内可见索状排列的黄体细胞。高倍镜下，黄体细胞分为颗粒黄体细胞和膜黄体细胞。颗粒黄体细胞分布于黄体的中央部，细胞体积较大，多角形，染色较浅，数量较多；膜黄体细胞分布于黄体的周边部，并随结缔组织伸入颗粒黄体细胞之间，细胞体积较小，圆形或多角形，染色较深，数量较少。

6）闭锁卵泡：可发生在发育各期的卵泡，故闭锁卵泡的结构也不完全相同。主要表现为初级卵母细胞、卵泡细胞退化固缩，卵泡细胞解体，透明带曲折、断裂，卵泡壁塌陷。晚期次级卵泡闭锁时，卵泡膜的血管和结缔组织伸入颗粒层和卵丘，膜细胞肥大，形似黄体细胞，并被结缔组织和血管分隔成分散的细胞团或索，称为间质腺。

（二）输卵管

1．材料　人输卵管横切面。

2．染色　HE 染色。

3．观察内容

（1）低倍镜观察：管壁分为 3 层，即黏膜、肌层和浆膜，因取材的部位不同，管壁的结构有所不同。黏膜形成许多皱襞，使管腔极不规则，呈花边状。

（2）高倍镜观察：黏膜上皮为单层柱状上皮，由分泌细胞和纤毛细胞组成。纤毛细胞的细胞核呈圆形或卵圆形，染色较浅，细胞游离面有纤毛；分泌细胞位于纤毛细胞之间，细胞核呈长椭圆形，染色较深。固有层为薄层致密的结缔组织，并有少量散在的平滑肌。肌层由内环、外纵两层平滑肌组成；浆膜由结缔组织和间皮组成。

（三）子宫

1．材料　人增生期、分泌期子宫。

2．染色　HE 染色。

3．观察内容

（1）低倍镜观察：子宫壁分 3 层结构，为内膜、肌层和外膜。内膜由单层柱状上皮和固有层组成，可分为界限不明显的两层：功能层位于浅层，较厚，含较多的结缔组织，其内有子宫腺，断面较少，多为纵切，可见小动脉断面，为螺旋动脉；基底层位于深层，较薄，其内结缔组织较少，而子宫腺断面多为横切或斜切。肌层由大量环形、纵行和斜行平滑肌束以及少量结缔组织构成，由于切片的方向所致，各层平滑肌束的排列方向较杂乱。

（2）高倍镜观察：子宫内膜上皮与腺上皮相同，均为单层柱状上皮，由纤毛细胞和分泌细胞组成。子宫腺为单管状腺，增生早期子宫腺短、直而细，数量较少，腺腔窄，分泌物少或无，至增生晚期，子宫腺数量增多，并不断增长和弯曲。固有层结缔组织细胞增生肥大，螺旋动脉增多并高度弯曲。

分泌期的子宫内膜更厚，子宫腺数量增多，腺体更加弯曲，腺腔扩大，内部充满嗜酸性分泌物。

（四）乳腺

1．材料　人静止期、妊娠期和授乳期乳腺。

2．染色　HE 染色。

3．观察内容

（1）低倍镜观察：乳腺由结缔组织分隔为若干叶，每叶又分为若干小叶，每个小叶是一个复管泡状腺。在静止期，腺体不发达，仅见少量导管和小的腺泡。在妊娠期，乳腺导管和腺泡增生，腺泡增大，结缔组织和脂肪组织相对减少；授乳期的乳腺腺腔内充满乳汁。

（2）高倍镜观察：静止期乳腺腺泡上皮为单层立方或柱状，腺腔很小，腺细胞基底面有基膜，腺上皮和基膜之间有肌上皮细胞。授乳期的乳腺小叶内可见处于不同分泌时期的腺泡，分泌前期的腺细胞呈高柱状，分泌后的腺细胞呈立方或扁平形。

二、实习视频

三、巩固与提高

（一）**A1 型题**

1．分泌孕激素的是
A．原始卵泡
B．生长卵泡
C．成熟卵泡
D．黄体
E．白体

2．关于初级卵泡的描述，错误的是
A．卵泡细胞为立方形或柱状
B．在卵母细胞和卵泡细胞之间出现透明带
C．卵泡细胞之间以及卵母细胞和卵泡细胞之间有缝隙连接
D．出现卵泡腔
E．卵泡周围的结缔组织梭形细胞形成卵泡膜

3．排卵时间约在下次月经前
A．10 天
B．7 天
C．14 天
D．20 天
E．28 天

4．黄体的发育和存在时间取决于
A．黄体激素分泌的多少
B．输卵管蠕动的速度
C．排出的卵是否受精
D．黄体的血液供应
E．卵巢的大小

5．月经黄体维持的时间是
A．6 个月
B．14 天左右
C．28 天
D．10 个月
E．280 天

6．关于黄体，说法正确的是

A．排卵后由白体形成黄体
B．月经黄体可维持 6 个月
C．分泌孕激素和少量雌激素
D．妊娠黄体仅存 2 周
E．为外分泌细胞团

7．发生周期性剥脱的是
A．子宫内膜功能层
B．子宫内膜基底层
C．子宫外膜
D．子宫上皮
E．子宫肌层

8．月经期子宫内膜剥脱出血的原因是
A．血中雌激素减少，孕激素增多
B．血中雌激素增多，孕激素减少
C．血中雌激素、孕激素均增多
D．血中雌激素、孕激素均减少
E．血中雌激素减少，雄激素增多

9．增生期一般在月经周期的
A．1～4 天
B．5～14 天
C．15～28 天
D．28～30 天
E．5～28 天

10．子宫内膜的上皮为
A．单层立方上皮，含分泌细胞
B．单层柱状上皮，由纤毛细胞和分泌细胞组成
C．单层柱状上皮，不含分泌细胞
D．单层柱状上皮，不含纤毛细胞
E．复层扁平上皮

（二）**X 型题**

1．次级卵泡具有
A．颗粒层
B．透明带

C．卵泡腔

D．卵丘

E．放射冠

2．关于原始卵泡的描述，正确的是

A．位于皮质浅层

B．由卵原细胞和周围一层扁平的卵泡细胞构成

C．由初级卵母细胞和周围一层扁平的卵泡细胞构成

D．数量多，体积小

E．原始卵泡的生长依赖于促性腺激素的刺激

3．关于卵巢的描述，正确的是

A．卵巢无明显的年龄变化

B．表面为单层立方或扁平上皮

C．卵巢门处的结缔组织含少量门细胞，分泌雄激素

D．每隔 28 天左右有一个卵泡发育成熟并排卵

E．绝经期后停止排卵

4．关于排卵，以下选项正确的是

A．一般发生在月经周期的第 14 天左右

B．排卵时，次级卵母细胞连同放射冠、透明带随卵泡液一起排出

C．一般是左、右卵巢交替排卵

D．一般每次排一个卵

E．排出成熟卵子

5．关于子宫壁的描述，正确的是

A．子宫内膜由单层柱状上皮和固有层组成

B．子宫内膜上皮由纤毛细胞和分泌细胞组成

C．子宫内膜功能层可发生周期性剥脱和出血

D．子宫内膜基底层有增生和修复功能层的作用

E．子宫颈黏膜无周期性剥脱

（三）名词解释

1．排卵

2．黄体

3．月经周期

（四）问答题

1．简述卵泡的发育过程。

2．简述子宫内膜的周期性变化及与卵巢的对应关系。

四、识图辨结构

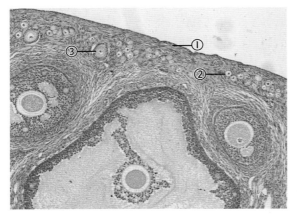

图 17-1　卵巢光镜像（HE 染色）
①＿＿＿＿＿　②＿＿＿＿＿　③＿＿＿＿＿

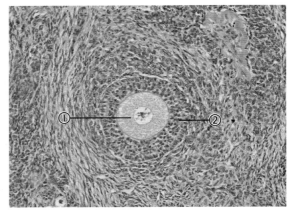

图 17-2　初级卵泡光镜像（HE 染色）
①＿＿＿＿＿　②＿＿＿＿＿

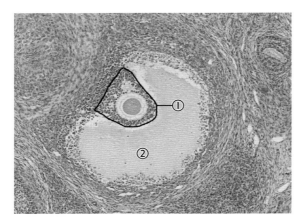

图 17-3　次级卵泡光镜像（HE 染色）
①＿＿＿＿＿　②＿＿＿＿＿

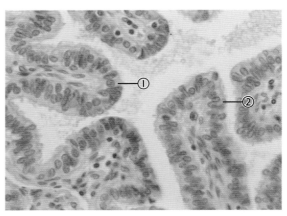

图 17-4　输卵管光镜像（HE 染色）
①＿＿＿＿＿　②＿＿＿＿＿

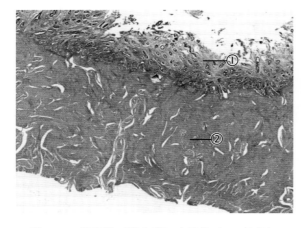

图 17-5　子宫壁（增生期）光镜像（HE 染色）
①＿＿＿＿＿　②＿＿＿＿＿

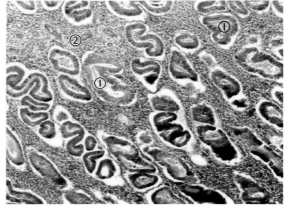

图 17-6　子宫内膜（分泌期）光镜像（HE 染色）
①＿＿＿＿＿　②＿＿＿＿＿

（隋月林）

实习十八

眼 和 耳

 实验目的

1. 掌握眼球壁的组织结构。
2. 掌握膜蜗管的三个壁及螺旋器的组织结构。
3. 熟悉内耳骨迷路和膜迷路的结构。
4. 了解眼睑的结构和功能。

一、标本观察

（一）眼球

1. 材料　人眼球。

2. 染色　HE 染色。

3. 观察内容

（1）低倍镜观察：眼球的水平切面，自外向内依次观察眼球壁的结构：纤维膜（前 1/6 圆盘状、略向前突出的为角膜，后 5/6 为巩膜）、血管膜（从前向后依次为虹膜、睫状体、脉络膜）和视网膜。

（2）高倍镜观察

● 眼球前部

1）角膜：从前至后分为 5 层。①角膜上皮：为未角化的复层扁平上皮，由 5～6 层细胞构成。②前界层：为不含细胞的一薄层均质浅染的透明膜。③角膜基质（又称固有层）：厚，由大量成层排列的胶原纤维束组成，与表面平行，层间有成纤维细胞分布。④后界层：为一层均质薄层透明膜。⑤角膜内皮：为单层扁平上皮。

2）虹膜：位于角膜后方，从前向后分为 3 层。①前缘层：由一层不连续的成纤维细胞和色素细胞组成。②虹膜基质：较厚，由富含血管和色素细胞的疏松结缔组织构成。③虹膜上皮：由两层细胞组成。前层为粉红色肌上皮细胞，位于瞳孔边缘，细胞呈环形排列，称瞳孔括约肌，为横切面或斜切面。在括约肌外侧，以瞳孔为中心向周围放射状排列的肌纤维，称为瞳孔开大肌。后层细胞体积较大，为色素上皮细胞，胞质中充满黑素颗粒。

3）睫状体：自外向内分 3 层。①睫状肌：由纵行、放射状和环形排列的平滑肌组成。②睫状体基质：较薄，由富含血管和色素细胞的结缔组织组成。③睫状体上皮：由两层细胞组成。外层为立方形色素上皮细胞，胞质内有色素颗粒；内层细胞呈立方形或矮柱状，为非色素细胞，染色浅。

● 眼球后部

1）巩膜：由致密结缔组织构成，含大量粗大的胶原纤维，纤维束之间有成纤维细胞及少量色素细胞。

2）脉络膜：位于巩膜的内面，是富含血管和色素细胞的疏松结缔组织。

3）视网膜（视网膜视部）：位于眼球壁的最内面，由外向内分为4层。①色素上皮层：为一层含有黑色素的立方或矮柱状上皮。②视细胞层：视杆细胞数量多，胞体细长，核小，染色深，外突呈杆状；视锥细胞数量较少，胞体较视杆细胞粗大，核较大，染色较浅，外突呈圆锥形。③双极细胞层：主要由双极细胞的胞体构成。④节细胞层：由节细胞的胞体组成，大多数胞体较大，胞质内可见尼氏体。

4）黄斑：在视网膜后极，正对视轴处，中央有一凹陷称中央凹，此处视网膜最薄，只存在色素上皮和视锥细胞。

5）视神经乳头：为节细胞轴突集中穿出视网膜处。位于黄斑鼻侧，圆盘状，此处不含感光细胞，为生理性盲点。

● 眼球内容物

晶状体：为红色椭圆体，外包晶状体囊为晶状体表面染成浅粉色的均质薄膜。晶状体囊下方为晶状体上皮，分布于晶状体前表面为单层立方上皮，在赤道部逐渐变成长柱状，称晶状体纤维。中心部的纤维胞核消失，彼此凝成均质状的结构，称为晶状体核。

（二）眼睑

1．材料　人眼睑。

2．染色　HE染色。

3．观察内容

低倍镜观察：断面为眼睑的矢状面，不平坦的一侧是皮肤；另一侧平坦，是结膜。二者间为睑缘，可见睫毛。眼睑由外向内分为5层。①皮肤：较薄。睑缘处可见睫毛，其根部的皮脂腺为睑缘腺（又称Zeiss腺）。睑缘处还有一种腺腔较大的汗腺为睫腺（Moll腺）。②皮下组织：薄层疏松结缔组织。③肌层：为骨骼肌横断面。④睑板：为致密结缔组织，内有许多与睑缘垂直排列的睑板腺，为皮脂腺，开口于睑缘。⑤睑结膜：为薄层黏膜。黏膜上皮为复层柱状上皮，含有杯状细胞，固有层为薄层结缔组织。

（三）内耳

1．材料　豚鼠内耳。

2．染色　HE染色。

3．观察内容

（1）低倍镜观察：标本为不规则形的断面，切片中央的锥体状结构为耳蜗，耳蜗中央着色深的部分为蜗轴。在蜗轴的两侧各有3～4个圆形管，为骨蜗管，其内三角形区域为膜蜗管的横切面。蜗轴由淡红色的松质骨构成，位于耳蜗的中央。其中可见血管、耳蜗神经和螺旋神经节。神经节细胞为双极神经元。骨蜗管在蜗轴两侧，断面分为3个部分，上部为前庭阶，下部为鼓室阶，中间为膜蜗管。膜蜗管切面呈三角形，其上壁为前庭膜、外侧壁为螺旋韧带、下壁为骨螺旋板和基底膜。

（2）高倍镜观察：膜蜗管位于前庭阶和鼓室阶之间，横切面为三角形，管壁分上、下、外侧壁。

1）上壁为前庭膜，很薄，起于骨性螺旋板骨膜（螺旋缘），斜至外侧壁，两面是单层扁平上皮，中间夹有薄层结缔组织。

2）外侧壁为骨膜增厚而形成的螺旋韧带，上皮为复层柱状上皮，含有毛细血管，又称血管纹。

3）下壁由骨螺旋板和基底膜组成。①骨螺旋板的骨膜增厚，突入膜蜗管称螺旋缘。螺旋缘由结缔组织构成。表面伸出盖膜，为均质状、嗜酸性，原始位置应与其下方的毛细胞接触，但由于切片制备时收缩而不与螺旋器细胞接触。②基底膜连接于骨螺旋板和螺旋韧带之间，为均质状嗜酸性薄膜。在基底膜的下方（朝向鼓室阶的一面）有单层扁平上皮被覆。在基底膜的上方（朝向蜗管腔的一面）上皮增厚为单层柱状，并局部膨隆为螺旋器。螺旋器由支持细胞和毛细胞组成。支持细胞主要由柱细胞和指细胞组成。柱细胞分为内、外柱细胞，细胞基底部较宽，中部细而长，彼此分离围成一个三角形的腔称为内隧道，顶部较宽形成方形头板，彼此相互嵌合。细胞核位于基底部，呈圆形，着色较深。指细胞位于内、外柱细胞的外侧，细胞界限不清。在内、外柱细胞的外侧可见上下两层细胞核，下层即为指细胞细胞核，上层为毛细胞细胞核。毛细胞位于指细胞的顶端，细胞界限不清，细胞核为圆形。内毛细胞为单列，外毛细胞排成 3～4 列，毛细胞顶部的静纤毛尚可辨认。

二、实习视频

三、巩固与提高

（一）A1 型题

1．以下不是视杆细胞特征的是

　　A．对强光和色觉敏感

　　B．外节呈圆柱形

　　C．外节顶部膜盘不断脱落并被色素细胞吞噬

　　D．感光物质的合成需维生素 A

　　E．主要位于视网膜外周

2．关于角膜的描述，错误的是

　　A．角膜基质含少量的血管

　　B．角膜上皮为复层扁平，含丰富的神经末梢

　　C．角膜基质层最厚

　　D．角膜上皮基底层细胞由角膜缘干细胞补充

　　E．前界层和后界层不含细胞

3．关于虹膜的描述，错误的是

　　A．为环形板状薄膜

　　B．虹膜基质含黑素细胞

　　C．虹膜不含血管和神经

　　D．虹膜上皮为视网膜盲部

　　E．瞳孔开大肌由上皮特化而成

4．视网膜最敏锐的视觉部位是

　　A．视网膜中部

　　B．视网膜周边部

　　C．黄斑

　　D．中央凹

　　E．视神经乳头

5．关于眼球壁血管膜的分布，正确的是

　　A．血管层、色素上皮层、睫状体

　　B．虹膜、睫状体、脉络膜

　　C．睫状体、脉络膜、色素上皮层

　　D．血管层、睫状体、色素上皮层

　　E．虹膜、血管层、睫状体

6．视杆细胞和视锥细胞共有的特征不包括

　　A．属高度分化的感觉神经元

　　B．细胞分为胞体、内突和外突

　　C．外突和双极神经元形成突触

　　D．外节基部细胞膜内折形成膜盘

　　E．膜盘上镶嵌有感光物质

7．关于中耳的描述，错误的是

　　A．鼓室内表面有黏膜

　　B．听小骨表面无黏膜

　　C．听小骨之间有关节连接

　　D．咽鼓管近鼓室段的黏膜上皮为单层柱状

　　E．咽鼓管近鼻咽段的黏膜上皮为假复层纤毛柱状

8．关于膜蜗管的结构，错误的是

A．位于耳蜗内，周围充满外淋巴

B．围绕蜗轴盘旋两圈半，切面呈三角形

C．顶壁为前庭膜

D．外侧壁为复层扁平上皮，含血管，称血管纹

E．下壁上皮增厚形成螺旋器

9．关于螺旋器的描述，错误的是

A．位于膜蜗管的基底膜上

B．每个耳蜗中的螺旋器为一连续性的整体

C．上皮由毛细胞和支持细胞组成

D．内毛细胞排成 3～4 列，外毛细胞排成 1 列

E．毛细胞的游离面有规则排列的静纤毛

10．关于人耳蜗的描述，错误的是

A．蜗轴为锥体形，为骨性结构

B．蜗轴内含螺旋神经节

C．骨蜗管围绕蜗轴盘旋 2 周半

D．骨蜗管自上而下依次为前庭阶、鼓室阶和膜蜗管

E．前庭阶和鼓室阶在蜗顶经蜗孔相通

（二）X 型题

1．关于内耳的结构，正确的是

A．骨迷路和膜迷路内表面均覆盖上皮

B．骨迷路和膜迷路为两套套叠的管道

C．内、外淋巴互不相通

D．膜蜗管、膜前庭和膜半规管互不相通

E．感受器为膜迷路上皮的局部增厚形成

2．角膜上皮的结构特点是

A．基部凹凸不平

B．基部为一层矮柱状细胞，具有一定的增殖能力

C．为未角化的复层扁平上皮

D．上皮内有丰富的游离神经末梢

E．较厚，由十余层细胞组成

3．对眼球壁结构的描述，正确的是

A．分纤维膜、血管膜、视网膜 3 层

B．纤维膜包括角膜和巩膜

C．血管膜包括虹膜、睫状体和脉络膜

D．视网膜分视部和盲部

E．纤维膜内富含色素

4．关于位觉斑的毛细胞，描述正确的是

A．位于支持细胞之间

B．静纤毛和动纤毛均插入位砂膜

C．有一根动纤毛和许多静纤毛

D．只有动纤毛

E．只有静纤毛

5．下列结构中富含血管和黑素细胞的是

A．巩膜

B．脉络膜

C．睫状体

D．视网膜

E．虹膜

（三）名词解释

1．黄斑

2．螺旋器

（四）问答题

1．试述角膜的结构。

2．试述膜蜗管的结构与功能。

四、识图辨结构

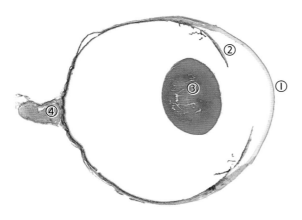

图 18-1　眼球光镜像（HE 染色）

①_____　②_____　③_____　④_____

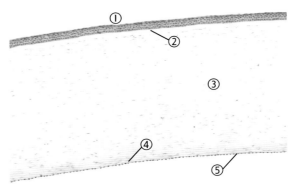

图 18-2　角膜光镜像（HE 染色）

①_____　②_____　③_____
④_____　⑤_____

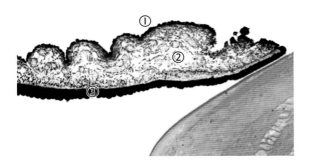

图 18-3　虹膜光镜像（HE 染色）

①_____　②_____　③_____

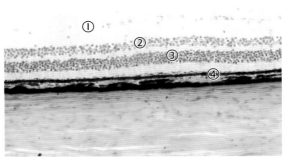

图 18-4　视网膜光镜像（HE 染色）

①_____　②_____　③_____　④_____

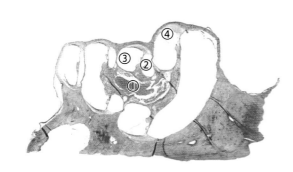

图 18-5　耳蜗光镜像（HE 染色）

①_____　②_____　③_____　④_____

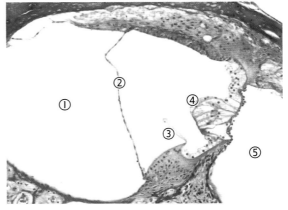

图 18-6　蜗管光镜像（HE 染色）

①_____　②_____　③_____
④_____　⑤_____

（张文静）

实习十九

人体胚胎学总论

 实验目的

1. 掌握胚泡的植入和三胚层分化。
2. 熟悉胎盘的结构和功能。
3. 了解胚胎三胚层的形成和结构。

一、标本和模型观察

（一）标本观察

1. 鸡胚装片

（1）材料：孵化 48 h 的鸡胚整体装片。

（2）染色：卡红染色。

（3）观察内容

低倍镜观察：整体装片被染成粉红色。鸡胚头部呈泡状的结构称脑泡，其中央深染。脑泡下方的胚体中轴线上有一条染色浅的中空性区域是神经管。位于神经管两侧、左右成对、深染的团块样结构为体节，头端体节较大，尾端体节较小。

2. 鸡胚切片

（1）材料：孵化 36～48 h 的鸡胚。

（2）染色：卡红染色。

（3）观察内容

低倍镜观察：覆盖在胚体表面，由一层柱状细胞构成的结构为外胚层，此面为胚体的背面，另一面为胚体的腹面。胚体的腹面为内胚层，由一层立方形细胞构成。

位于内、外胚层之间，胚体中央偏背侧可见一中空性管状结构为神经管，其管壁由多层深染的细胞组成。位于神经管腹侧、染色较浅的细胞团是脊索。在脊索和神经管两侧的密集细胞团为体节。位于体节外侧的圆形细胞团是间介中胚层，其细胞呈索状排列。侧中胚层位于间介中胚层外侧，分为两层。衬在外胚层内面的一层为体壁中胚层，附在内胚层外面的一层是脏壁中胚层。两层之间的腔隙为胚内体腔。

3. 胎盘

（1）材料：足月胎儿的胎盘。

（2）染色：HE 染色。

（3）观察内容

1）低倍镜观察：光滑面为胎儿面，相对的一面为母体面。从胎儿面开始依次可见：羊膜位于胎盘胎儿面表面，由单层立方或单层柱状上皮及结缔组织构成。羊膜下方染成淡粉色的较厚组织为绒毛膜板，其中含有较大的血管。绒毛膜板下方可见胎盘绒毛的不同切面，周边围以滋养层细胞，中轴呈浅粉色的为胚胎性结缔组织，可见血管断面。绒毛之间的空隙为绒毛间隙，含有母血。最外侧为底蜕膜，含有较多体积大、染色浅的蜕膜细胞。

2）高倍镜观察：观察绒毛结构。合体滋养层位于绒毛最外层，细胞核小，染色较深，排列疏密不均，无细胞界限。而细胞滋养层几乎全部退化，难以见到。绒毛中轴组织中可见梭形细胞，胶原纤维细小，染成浅粉色，毛细血管丰富。

（二）模型观察

1．卵裂 受精卵早期进行的细胞有丝分裂，称为卵裂，人胚在受精后大约 30 h 完成第一次卵裂，形成 2 卵裂球期胚（2 细胞期）；72 h 胚已有 12 ～ 16 个卵裂球，因形似桑葚而称为桑葚胚。

2．胚泡形成 约在受精后第 4 天，桑葚胚进入子宫腔，进一步分裂、增生，卵裂球数量不断增多，同时细胞之间出现许多小腔隙，以后又逐渐融合成一个大腔，形成囊泡状的胚，称为胚泡。

胚泡的细胞已分化为两个部分，其周围部分为单层扁平细胞，可吸收营养物质，称为滋养层；胚泡中央的腔称为胚泡腔，腔内含有液体。聚集在胚泡一侧的成团细胞为内细胞群，这是日后形成胚体的始基。紧贴内细胞群侧的滋养层称为极端滋养层。

3．植入 胚泡逐渐埋入子宫内膜的过程称为植入。植入在受精后第 5 ～ 6 天开始，第 11 ～ 12 天完成。胚泡植入的部位通常是在子宫体部或底部的内膜中，多见于后壁。

植入时，胚泡的极端滋养层逐渐接触并黏附于子宫内膜，滋养层细胞逐渐增生，并分化成为两层。外层细胞界线不清楚，称为合体滋养层；内层细胞界线清楚，呈立方状，排列整齐，称为细胞滋养层。不断增厚的合体滋养层细胞之间逐渐出现腔隙，并侵蚀破坏母体子宫内膜内扩张的毛细血管内皮，导致母体的血液进入合体滋养层腔隙，子宫胎盘循环建立。

胚泡植入后，子宫内膜进一步增厚，血液供应更加丰富，腺体分泌更加旺盛，基质水肿；基质细胞肥大，分化成多边形的蜕膜细胞，细胞质内富含糖原和脂滴。子宫内膜的这种变化称为蜕膜反应。此时的子宫内膜功能层称为蜕膜，它将在分娩时脱落。植入后，根据胚泡与蜕膜的位置，将蜕膜分为 3 部分：①胚泡与子宫肌层之间的蜕膜，称为底蜕膜，参与胎盘的形成；②覆盖在胚泡子宫腔侧的蜕膜，称为包蜕膜；③子宫壁其余部分的蜕膜，称为壁蜕膜。包蜕膜和壁蜕膜逐渐退化而变薄。

4．三胚层的形成

（1）二胚层胚盘形成：人胚发育第 2 周，内细胞群细胞不断分裂增殖，靠近胚泡腔一侧的细胞逐渐形成一层整齐的立方形细胞，称为下胚层。下胚层上方的细胞分化形成一层柱状细胞，称为上胚层。上、下胚层紧密相贴，外形呈椭圆形的盘状，故称为二胚层胚盘。

（2）羊膜腔与卵黄囊：二胚层胚盘形成的同时，上胚层细胞之间出现了一个小腔，随着小腔不断扩大，一层上胚层细胞被推向细胞滋养层，称为成羊膜细胞，以后形成羊膜。羊膜的周缘与上胚层相连，上胚层与羊膜之间的腔隙，称为羊膜腔，与此同时，下胚层边缘的细胞增生并沿细胞滋养层内面向下迁移，形成一层扁平细胞，与下胚层共同构成一个囊，称为初级卵黄囊，下胚层就是其顶。

（3）胚外中胚层形成：随着二胚层胚盘以及羊膜腔、卵黄囊的形成，羊膜、卵黄囊与细胞滋养层之间出现一些疏松排列的星状多突的间充质细胞，称为胚外中胚层。至人胚发育第 2 周末，在胚外中胚层内也出现了一些小的腔隙，并逐渐融合成一个大腔，称为胚外体腔。

（4）三胚层胚盘形成：三胚层胚盘发生在人胚发育第 3 周。原条、原结、脊索的形成与三胚层胚盘的形成密切相关。

1）原条与原结的形成：人胚发育第 3 周初，胚盘上胚层细胞增殖，并迁移至尾端中轴线处，聚集形成一条纵行的细胞索，称为原条。原条的背侧中央出现一条浅沟，称为原沟。原条头端的细胞迅速增生，略膨大形成一个结节状结构，称为原结。原结的背侧中央出现一凹陷，称为原凹。

2）脊索与中胚层的形成：由于原结的细胞增殖，并从原凹处向下、向头端迁移，在上、下胚层之间形成一条单独的细胞索，称为脊索。

在脊索形成的同时，原沟底部的上胚层细胞在上、下胚层之间呈翼状扩展迁移，首先进入下胚层，并逐渐全部置换下胚层细胞，形成一层新的细胞，称为内胚层；由上胚层迁出的另一部分细胞则在上胚层与新形成的内胚层之间扩展，逐渐形成一层新细胞，称为胚内中胚层，简称为中胚层，它在胚盘的边缘处与胚外中胚层相连。内胚层和中胚层出现之后，上胚层改称为外胚层。至此，二胚层胚盘演变成头端大、尾端小、呈椭圆形的三胚层胚盘。

在脊索前端和原条尾端各有一圆形小区，没有中胚层细胞，内、外胚层直接相贴，呈薄膜状，分别称为口咽膜和泄殖腔膜。

5．三胚层的分化

（1）外胚层的分化

1）神经管的形成与分化：脊索形成以后，脊索诱导其背侧的外胚层细胞增殖形成一个细胞板，称为神经板。神经板中央沿胚体纵轴凹陷形成神经沟。神经沟两侧的边缘隆起称为神经褶。人胚发育第 3 周末，神经沟加深，神经褶由中部逐渐愈合并向头尾延伸形成管状，称为神经管。

2）神经嵴分化：神经管形成时，神经褶与外胚层相连处的细胞与神经管分离，在神经管的背外侧形成两条纵行的细胞索，称为神经嵴。

（2）中胚层的分化：中胚层首先分化为 3 部分，由内向外依次为：轴旁中胚层、间介中胚层和侧中胚层。填充在内、中、外各胚层之间散在的中胚层细胞，称为间充质。

1）轴旁中胚层：脊索两侧的细胞索称为轴旁中胚层，以后断裂成团块状，称为体节。

2）间介中胚层：位于轴旁中胚层与侧中胚层之间的中胚层称为间介中胚层。

3）侧中胚层：位于中胚层最外侧的部分称为侧中胚层。分隔为 2 层：体壁中胚层与外胚层相贴，与羊膜表面的胚外中胚层延续；脏壁中胚层与内胚层相贴，与卵黄囊表面的胚外中胚层延续。体壁中胚层与脏壁中胚层之间的腔隙，称为胚内体腔。

（3）内胚层的分化：在人胚圆柱状胚体形成的同时，内胚层卷入体内，形成原始消化管。原始消化管的头端以口咽膜封闭，尾端以泄殖腔膜封闭，中部与卵黄囊相通。

二、实习视频

三、巩固与提高

（一）A1 型题

1．胚泡植入

    A．开始于受精后的第 2 ～ 3 天，至第 5 ～ 6 天完成

    B．发生在受精后的第 5 周

    C．在受精后第 5 ～ 6 天开始，第 11 ～ 12 天完成

    D．开始于受精后的 24 h，至 72 h 完成

    E．开始于受精后的第 14 ～ 15 天，至第 21 天完成

2．原条出现在胚盘上胚层的
　　A．中轴线左侧
　　B．中轴线中段
　　C．中轴线头端
　　D．中轴线尾端
　　E．中轴线右侧

3．形成中胚层的是
　　A．滋养层
　　B．内胚层
　　C．原条
　　D．原结
　　E．脊索

4．胚泡由
　　A．滋养层、胚泡腔、内细胞群构成
　　B．羊膜腔、卵黄囊、胚盘构成
　　C．卵黄囊、羊膜腔、滋养层构成
　　D．胚内体腔、内细胞群、滋养层构成
　　E．胚外体腔、内细胞群、滋养层构成

5．二胚层胚盘由
　　A．合体滋养层和细胞滋养层构成
　　B．胚外中胚层和胚内中胚层构成
　　C．包蜕膜和壁蜕膜构成
　　D．丛密绒毛膜和基蜕膜构成
　　E．上胚层和下胚层构成

6．丛密绒毛膜位于
　　A．脐带内
　　B．尿囊内
　　C．壁蜕膜侧

　　D．包蜕膜侧
　　E．底蜕膜侧

7．三胚层胚盘由
　　A．基蜕膜、包蜕膜和壁蜕膜构成
　　B．胚外中胚层和外胚层、内胚层构成
　　C．胚外中胚层和胚内中胚层构成
　　D．外胚层、中胚层和内胚层构成
　　E．细胞滋养层、合体滋养层和胚外
　　　　中胚层构成

8．前神经孔未闭可致
　　A．脊髓脊膜膨出
　　B．无脑儿
　　C．脊髓脊柱裂
　　D．头联胎
　　E．臀联胎

9．位于神经管和脊索两侧的中胚层，从
　　中轴由内向外依次可区分出
　　A．侧中胚层、间介中胚层、体节
　　B．体节、侧中胚层、间介中胚层
　　C．侧中胚层、体节、间介中胚层
　　D．间介中胚层、体节、侧中胚层
　　E．体节、间介中胚层、侧中胚层

10．胚胎时期的间充质是由
　　　A．肌肉组织分化而来
　　　B．结缔组织分化而来
　　　C．内胚层分化而来
　　　D．外胚层分化而来
　　　E．中胚层分化而来

（二）名词解释

胎盘屏障

（三）问答题

1．试述二胚层胚盘的来源及构成。
2．试述原条及中胚层的形成。

四、识图辨结构

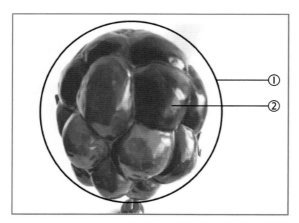

图 19-1　卵裂模型图

① ＿＿＿＿＿＿　　② ＿＿＿＿＿＿

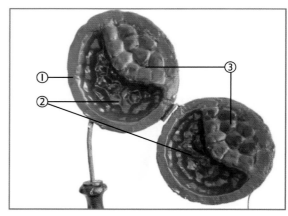

图 19-2　胚泡模型图

① ＿＿＿＿　② ＿＿＿＿　③ ＿＿＿＿

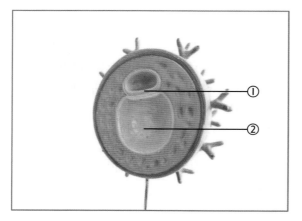

图 19-3　二胚层胚盘模型图

① ＿＿＿＿＿＿　　② ＿＿＿＿＿＿

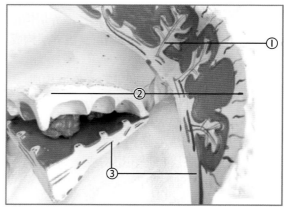

图 19-4　胎盘模型图

① ＿＿＿＿　② ＿＿＿＿　③ ＿＿＿＿

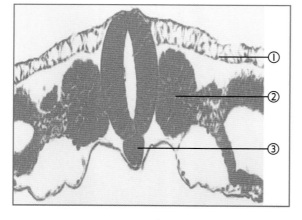

图 19-5　鸡胚横切面光镜像（卡红染色）

① ＿＿＿＿　② ＿＿＿＿　③ ＿＿＿＿

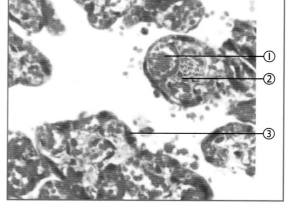

图 19-6　胎盘绒毛光镜像（HE 染色）

① ＿＿＿＿　② ＿＿＿＿　③ ＿＿＿＿

（刘东华）

实习二十

颜面的发生

 实验目的

> 1．掌握颜面形成的原基以及颜面形成过程。
> 2．掌握颜面常见先天畸形的成因。
> 3．了解鳃器的结构。

一、模型观察

（一）鳃器

1．材料　模型、图片、动画和视频。

2．观察内容　鳃器包括鳃弓、鳃沟、咽囊和鳃膜。

鳃弓：人胚发育第 4 周和第 5 周，头部两侧的间充质增生，逐渐形成的左右对称、背腹走向的 6 对柱状隆起。

鳃沟：相邻鳃弓之间的凹陷。

咽囊：鳃弓发生的同时，原始消化管头段（原始咽）侧壁内胚层向外膨出，形成的左右 5 对囊状结构。

鳃膜：咽囊与鳃沟之间的隔膜。

（二）颜面形成的原基及颜面形成过程

1．材料　模型、图片、动画和视频。

2．观察内容

人胚发育第 4 周，正面观察胚体头部，可见 5 个隆起，即额鼻隆起，左、右上颌隆起，左、右下颌隆起，以及这 5 个隆起围绕的口凹。

人胚发育第 4 周末，在额鼻隆起的下缘两侧，局部外胚层组织增生变厚，形成左、右一对鼻板。鼻板中央向深部凹陷形成鼻窝。鼻窝周缘部的间充质增生而隆起，鼻窝内侧的一对隆起称为内侧鼻隆起，外侧的一对隆起称为外侧鼻隆起。上述 9 个隆起构成颜面形成的原基。

颜面的形成过程是从两侧向中央方向发展的。

（三）颜面常见先天畸形

1．材料　模型、图片、动画和视频。

2．观察内容

唇裂：上颌隆起与同侧的内侧鼻隆起未愈合形成，多发生于上唇，裂沟位于人中外侧。唇裂多为单侧，也可见双侧者。如果内侧鼻隆起发育不良导致人中缺损，则出现正中宽大唇裂。唇裂可伴有牙槽骨裂和腭裂。

面斜裂：上颌隆起与同侧外侧鼻隆起未愈合形成，裂沟位于眼内眦与口角之间。

（四）腭的发生和常见畸形

1．材料　模型、图片、动画和视频。

2．观察内容　腭起源于正中腭突与外侧腭突两部分，从人胚发育第 5 周开始发生，至第 12 周完成。

正中腭突：为左、右内侧鼻隆起愈合后，向原始口腔内长出的一个短小的突起。它演化为腭前部的一小部分。

外侧腭突：为左、右上颌隆起向原始口腔内长出的一对扁平突起。左、右外侧腭突在中线愈合，形成腭的大部。其前缘与正中腭突愈合，两者正中交会处残留一小孔即切齿孔。以后，腭前部间充质骨化为硬腭，后部则为软腭。软腭后缘左右融合形成悬雍垂。

腭裂：多因正中腭突与外侧腭突未愈合，或左、右外侧腭突未愈合所致。腭裂有时伴上唇裂。

二、实习视频

三、巩固与提高

（一）**A1 型题**

1．鳃弓在人胚胎发育过程中先后发生
 A．4 对
 B．5 对
 C．6 对
 D．7 对
 E．8 对

2．唇裂形成原因是
 A．上颌隆起与同侧的内侧鼻隆起未愈合
 B．上颌隆起与同侧的外侧鼻隆起未愈合
 C．两侧的外侧腭突未愈合
 D．左、右内侧鼻隆起愈合不全
 E．下颌形成不全

3．面斜裂形成原因是
 A．上颌隆起与同侧的内侧鼻隆起未愈合
 B．上颌隆起与同侧的外侧鼻隆起未愈合
 C．两侧的外侧腭突未愈合
 D．左、右内侧鼻隆起愈合不全
 E．下颌形成不全

4．正中唇裂形成原因是
 A．上颌隆起与同侧的内侧鼻隆起未愈合
 B．上颌隆起与同侧的外侧鼻隆起未愈合
 C．两侧的外侧腭突未愈合
 D．左、右内侧鼻隆起愈合不全
 E．下颌形成不全

5．腭裂形成原因是
 A．上颌隆起与同侧的内侧鼻隆起未愈合
 B．上颌隆起与同侧的外侧鼻隆起未愈合
 C．两侧的外侧腭突未愈合
 D．左、右内侧鼻隆起愈合不全
 E．下颌形成不全

6．腭的大部由
 A．左、右下颌隆起愈合形成
 B．上颌隆起发育形成
 C．外侧鼻隆起形成
 D．正中腭突形成
 E．外侧腭突形成

7．腭前部的一小部分由

A．左、右下颌隆起愈合形成
B．上颌隆起发育形成
C．外侧鼻隆起形成
D．正中腭突形成
E．外侧腭突形成

8．鼻外侧壁和鼻翼由
A．左、右下颌隆起愈合形成
B．上颌隆起发育形成
C．外侧鼻隆起形成
D．正中腭突形成
E．外侧腭突形成

9．上颌和上唇外侧大部由

A．左、右下颌隆起愈合形成
B．上颌隆起发育形成
C．外侧鼻隆起形成
D．正中腭突形成
E．外侧腭突形成

10．下颌和下唇由
A．左、右下颌隆起愈合形成
B．上颌隆起发育形成
C．外侧鼻隆起形成
D．正中腭突形成
E．外侧腭突形成

（二）名词解释

1．唇裂

2．面斜裂

3．腭裂

（三）问答题

1．口凹由哪些结构围成？

2．颜面形成的原基有哪些？

四、识图辨结构

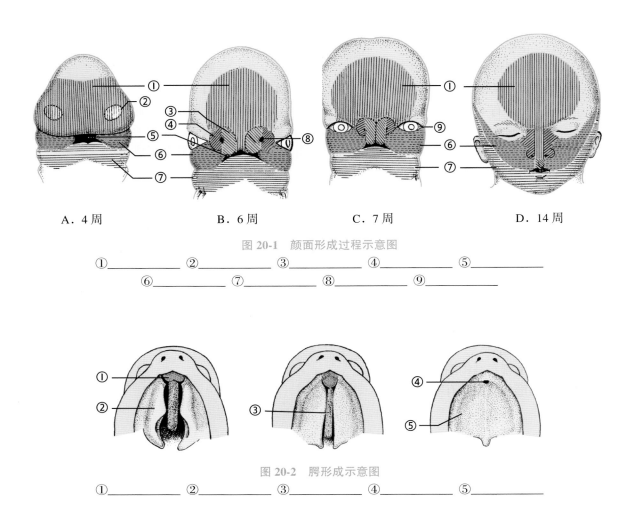

A. 4周　　　　　　B. 6周　　　　　　C. 7周　　　　　　D. 14周

图 20-1　颜面形成过程示意图

①_____ ②_____ ③_____ ④_____ ⑤_____
⑥_____ ⑦_____ ⑧_____ ⑨_____

图 20-2　腭形成示意图

①_____ ②_____ ③_____ ④_____ ⑤_____

（刘慧雯）

实习二十一

消化系统和呼吸系统的发生

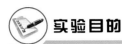 **实验目的**

1. 掌握咽囊演变过程及其重要衍生物；中肠、肝、胆、胰的发生过程和呼吸系统发生的原基；常见先天畸形的成因。
2. 熟悉消化系统的发生过程；呼吸系统的发生过程。
3. 了解甲状腺的发生及其先天畸形。

一、模型观察

（一）原始消化管发生

1. 材料 模型、图片、动画和视频。

2. 观察内容

（1）原始消化管的发生：三胚层胚盘随头褶、尾褶和侧褶的形成发育成圆柱状的胚体。内胚层被卷入胚体内，形成一条头尾走向的封闭管道，即原始消化管。与卵黄囊相连的一段称中肠，其头段称为前肠，尾段称为后肠。原始消化管的头端膨大形成原始咽，头端以口咽膜封闭，后肠的尾端以泄殖腔膜封闭。

（2）原始消化管的分化：前肠分化为咽至十二指肠上段的消化管、肝、胆、胰、喉及其以下的呼吸道、肺、胸腺、甲状腺和甲状旁腺等器官；中肠分化为十二指肠下段至横结肠右2/3的肠管；后肠分化为横结肠的左1/3至肛管上段的肠管，其尾端膨大形成泄殖腔，与肛凹相对处由泄殖腔膜封闭。

（二）原始咽的发生及咽囊的演变

1. 材料 模型、图片、动画和视频。

2. 观察内容 原始咽起自口咽膜，止于喉气管憩室起始部，呈左右宽、腹背窄、头端宽、尾端窄的扁漏斗形，是消化道与呼吸道的共同通道。第4周口咽膜破裂，咽与原始口、鼻腔相通。原始咽侧壁有5对向外膨出的咽囊，经鳃膜与其外侧的5对鳃沟相对。

（1）第1咽囊：内侧份伸长缩窄演化为咽鼓管；外侧份膨大演化为中耳鼓室。第1鳃膜分化为鼓膜，第1鳃沟形成外耳道。

（2）第2咽囊：内侧份演化为腭扁桃体隐窝，其内胚层分化为扁桃体表面上皮。上皮下的间充质分化为网状组织，淋巴细胞迁移到此处并大量增殖；外侧份退化。

（3）第3咽囊：腹侧份细胞增生形成向胚体尾侧延伸的两条细胞索，其尾段在胸骨柄后方合并，形成胸腺原基。内胚层细胞分化为胸腺上皮细胞，淋巴性造血干细胞增殖分化为胸腺细胞；背侧份细胞增生，随胸腺原基迁移至甲状腺原基背侧下方，形成下一对甲状旁腺。

（4）第4咽囊：腹侧份退化；背侧份细胞增生并迁移至甲状腺背侧，形成上一对甲状旁腺。

（5）第 5 咽囊：形成一个小细胞团，称后鳃体。后鳃体的部分细胞迁入甲状腺原基，分化为滤泡旁细胞。

（三）甲状腺的发生

1．材料　模型、图片、动画和视频。

2．观察内容　甲状腺原基：人胚第 4 周初，由原始咽底壁正中线处内胚层上皮细胞向间充质内下陷形成甲状舌管，并沿颈部正中向尾端延伸，向两侧膨大形成甲状腺侧叶和峡部。第 7 周，甲状舌管上段退化消失，仅在起始段残留一个浅凹，称舌盲孔。第 10 周时，出现甲状腺滤泡，内含胶质，不久开始分泌甲状腺素。若连接舌与甲状腺的甲状舌管未完全退化，残存部分上皮细胞分化为黏液性细胞，若分泌的黏液聚集在管内，则形成甲状舌管囊肿。

（四）食管和胃的发生

1．材料　模型、图片、动画和视频。

2．观察内容

（1）食管的发生：人胚第 4 周，原始咽尾侧的一段前肠为食管原基，随颈和胸部器官的发育而迅速延长。其表面上皮由单层增生为复层，使管腔极为狭窄甚至一度闭锁。约在第 8 周，过度增生的上皮细胞凋亡退化，管腔重现。当管腔重建受阻时，致消化管某段管腔闭锁或狭窄，常见于食管和十二指肠。也可发生于喉和气管，形成喉气管闭锁或狭窄。

（2）胃的发生：人胚第 4～5 周时，食管尾侧的前肠呈梭形膨大为胃的原基，以背系膜和腹系膜与体壁相连。背侧缘生长较快形成胃大弯，腹侧缘生长缓慢形成胃小弯。发育至第 7～8 周，胃大弯的头端膨起形成胃底。由于胃背系膜生长迅速，凸向左侧形成网膜囊，胃大弯由背侧转向左侧，胃小弯由腹侧转向右侧，沿胚体纵轴顺时针旋转 90°。肝的迅速发育使胃的头端被推向左侧；胃的尾端因十二指肠贴于腹后壁而被固定，胃由原来的垂直位变成左上至右下的斜行方位。

（五）肠的发生

1．材料　模型、图片、动画和视频。

2．观察内容　肠由胃以下的前肠尾段、中肠及后肠分化而成。

（1）十二指肠袢形成：人胚第 4 周，前肠尾段及中肠头段形成十二指肠，起初为凸向腹侧的 "C" 形十二指肠袢，随胃发生顺时针旋转时，十二指肠袢转向右侧，通过背系膜固定于腹后壁。

（2）中肠袢形成：第 5 周，中肠生长迅速，形成顶端连于卵黄蒂的 "U" 形中肠袢，以肠系膜上动脉为中轴，分头支和尾支。盲肠突位于尾支近卵黄蒂处，为小肠和大肠的分界线及盲肠和阑尾的原基。

（3）中肠袢旋转及演化：第 6 周，中肠袢生长，肝、肾增大，中肠袢突入脐带内的胚外体腔（脐腔），形成生理性脐疝。中肠袢在脐腔中继续生长，同时以肠系膜上动脉为轴作 90°逆时针方向旋转，头支由上方转至右侧，尾支由下方转至左侧。第 10 周，中肠袢从脐腔退回腹腔，头支在前，尾支随后，继续做逆时针旋转 180°。使头支转至左侧，位居腹腔中部，演化为空肠和回肠的大部分；尾支转至右侧，位于腹腔周边，形成回肠末段至横结肠的右 2/3。盲肠突最初位于肝下，随肝的增大，后降至右髂窝，升结肠随之形成。盲肠突的近段发育为盲肠，远段形成阑尾。左位阑尾或左位肝，右位胃或右位乙状结肠等畸形是由肠袢转位异常所致，如果影响胸腔器官，则形成右位心。这些畸形统称内脏反位。

（4）卵黄蒂演化及相关畸形：第 6 周以后，与中肠袢相连的卵黄蒂退化闭锁，最终消失。如果卵黄蒂近端未退化，距回盲部 40～50 cm 处的回肠壁上形成囊状突起，称为梅克尔憩室（回肠憩室）。脐粪瘘是由于卵黄蒂未退化、在脐和肠之间残留一瘘管，腹内压增高时，粪便可通过瘘管从脐部溢出。先天性脐疝是由于脐腔未闭锁，腹内压增高时，肠管由脐部膨出形成。

（5）后肠的演化：中肠退回腹腔时，将后肠推向左侧，形成横结肠的左 1/3、降结肠，降结肠尾段移向中线，形成乙状结肠。后肠末段的膨大为泄殖腔，腹侧与尿囊相连，末端以泄殖腔膜封闭。人胚第 6～7 周，尿囊与后肠之间的间充质增生形成突入泄殖腔的镰状隔膜——尿直肠隔，将泄殖腔分隔为腹侧的尿生殖窦和背侧的原始直肠。尿生殖窦发育为膀胱和尿道，原始直肠分化为直肠和肛管上段。泄殖腔膜也被分为腹侧的尿生殖窦膜和背侧的肛膜。肛膜的外方为外胚层，其向内凹陷形成肛凹，肛凹逐渐加深演变为肛管下段。第 8 周末，肛膜破裂，肛管与外界相通。肛管的上段上皮来源于内胚层，下段上皮来源于外胚层，二者之间以齿状线分界。如果神经嵴细胞未能迁移至乙状结肠的肠壁中，壁内副交感神经节细胞缺如，肠壁收缩乏力，肠腔内容物淤积致肠管扩张而形成先天性巨结肠。

（六）肝和胆的发生

1．材料　模型、图片、动画和视频。

2．观察内容　人胚第 4 周初，肝和胆的原基由前肠末端腹侧壁的内胚层细胞增生形成囊状的肝憩室。肝憩室生长迅速，分为头、尾两支。头支较大，是肝的原基；尾支较小，将演变为胆囊及胆道。头支形成树枝状分支，其近端分化为肝管及小叶间胆管，远端分支旺盛，形成肝细胞索。肝索上下叠加，形成肝板。肝板之间有卵黄静脉和脐静脉反复分支形成的肝血窦。肝板与肝血窦围绕中央静脉，共同形成肝小叶。发育至第 8 周，肝细胞之间形成胆小管，第 3 个月开始合成胆汁。肝憩室尾支的近端伸长形成胆囊管，远端扩大形成胆囊，基部发育为胆总管。胆总管最初开口于十二指肠腹侧壁，随着十二指肠的转位，胆总管的开口逐渐移至十二指肠的背内侧，并与胰腺导管合并，共同开口于十二指肠大乳头。

（七）胰腺的发生

1．材料　模型、图片、动画和视频。

2．观察内容　第 4 周末，肝憩室的尾缘内胚层细胞增生，向腹侧突出形成腹胰芽，对侧细胞增生形成背胰芽，分别形成腹胰和背胰。由于胃和十二指肠的旋转及肠壁的不均等生长，腹胰转到右侧，背胰转到左侧，后随胆总管转位，腹胰转至背胰的下方并与之融合，形成一个胰腺。胰腺转位或腹胰与背胰融合过程发生异常，可形成环状胰。胰腺实质来源于原始消化管的内胚层。人胚胎发育第 2～3 个月，胰腺导管内干细胞进入间充质并分化为上皮细胞索，分化为各级导管和腺泡。一些上皮细胞游离进入间充质，分化为胰岛。腹胰的导管和背胰的导管远侧段构成主胰管，与胆总管汇合后，共同开口于十二指肠大乳头。

（八）喉、气管和肺的发生

1．材料　模型、图片、动画和视频。

2．观察内容

（1）人胚发育第 4 周，原始咽尾端腹侧壁正中出现一条纵行沟，称喉气管沟。此沟逐渐加深，并从尾端向头端愈合，形成盲囊状喉气管憩室，是喉、气管和肺的原基。喉气管憩室位于食管的腹侧，两者之间的间充质增生形成气管食管隔。若气管食管隔发育不良，导致气管与食管分隔不完全，两者间有瘘管相通，称为气管食管瘘，常伴有不同形式的食管闭锁。

（2）喉气管憩室的上端发育为喉，中段发育为气管，末端膨大形成两个肺芽，是主支气管和肺的原基。肺芽呈树枝状分支，左 2、右 3，分别形成左肺和右肺的肺叶支气管。第 6 个月时支气管树分支达 17 级左右，出现终末细支气管、呼吸性细支气管、肺泡管和肺泡囊。第 7 个月时，支气管树黏膜上皮分化出 I 型肺泡上皮，原始肺泡形成。随着肺泡数量增多，肺泡上皮还分化出 II 型肺泡细胞，并开始分泌表面活性物质。如果喉气管憩室的尾端没有分化为左、右肺芽，或左、右肺芽未能继续发育，则会造成双侧或单侧肺缺如，称为肺不发生。若左、右肺芽虽已形成，但其后的发育过程部分受阻，以至造成肺叶、肺段的缺失，或者支气管树虽已形成，但不能最终形成肺泡，这类畸形统称为肺发育不全。如果Ⅱ型肺泡细胞分化不良，不能分泌表面活性物质，则肺泡表面张力增大，不能随呼吸运动而扩张。光镜下可见肺泡萎缩塌陷，间质水肿，肺泡上皮覆盖一层从血管渗出的血浆蛋白膜，称为透明膜病。

二、实习视频

三、巩固与提高

（一）A1 型题

1．发生肝憩室的部位是
 A．前肠中段腹侧壁
 B．前肠末端背侧壁
 C．中肠祥头支腹侧壁
 D．中肠祥尾支背侧壁
 E．前肠末端腹侧壁

2．肛管的黏膜上皮来自
 A．外胚层
 B．内胚层
 C．中胚层
 D．内胚层和外胚层
 E．中胚层和外胚层

3．刚出生 7 天的婴儿一直未排便，最可能的诊断是
 A．食管闭锁
 B．十二指肠狭窄
 C．不通肛
 D．环状胰
 E．喂养不当

4．喉气管先天性狭窄或闭锁是由于
 A．平滑肌痉挛收缩
 B．软骨环增生肥大
 C．间质水肿压迫
 D．甲状腺增生肥大压迫
 E．管腔重建过程受阻

5．尿直肠隔起源于
 A．泄殖腔与尿囊之间的间充质
 B．泄殖腔与尿生殖窦之间的间充质
 C．后肠与尿囊起始部之间的间充质
 D．直肠与尿囊之间的间充质
 E．泄殖腔与直肠之间的间充质

6．食管黏膜上皮及食管腺源于
 A．外胚层
 B．胚内中胚层
 C．胚外中胚层
 D．内胚层
 E．间充质

7．透明膜病是由于
 A．Ⅱ型肺泡细胞发育不良
 B．Ⅰ型肺泡细胞发育不良
 C．肺泡表面活性物质分泌过多
 D．肺泡表面有一层纤毛
 E．肺泡不能缩小

8．肺泡上皮来自
 A．内胚层
 B．外胚层
 C．胚内中胚层
 D．胚外中胚层
 E．间充质

9．中肠祥在脐腔内旋转时围绕的血管是
 A．腹腔动脉
 B．肠系膜上动脉
 C．回结肠动脉
 D．肠系膜下动脉
 E．脐动脉

10．回肠憩室的成因是
 A．卵黄囊未退化，残留一指状盲囊
 B．卵黄蒂退化不全，残留一指状盲囊
 C．尿囊未退化，残留一指状盲囊
 D．尿囊基部未退化，残留一指状盲囊
 E．脐腔未闭锁

（二）**X 型题**

1．肝憩室头支发育为

A．胆囊

B．肝板

C．肝管

D．胆总管

E．胆囊管

2．前肠演化形成的结构是

A．食管

B．气管

C．胆总管

D．肝

E．胰腺

3．喉气管憩室分化形成

A．气管

B．支气管

C．咽囊

D．食管

E．肺

4．尿直肠隔将泄殖腔分为

A．尿生殖窦

B．卵黄囊

C．尿囊

D．原始直肠

E．尿道

5．中肠分化为

A．十二指肠下段

B．十二指肠上段

C．空肠、回肠

D．横结肠左 1/3 至肛管上段

E．盲肠、阑尾

（三）**名词解释**

1．肝憩室

2．新生儿肺透明膜病

（四）**问答题**

试述中肠袢的发生及旋转过程。

四、识图辨结构

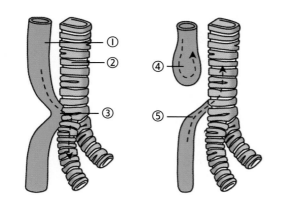

图 21-1　气管食管瘘示意图

①＿＿＿＿＿　②＿＿＿＿＿　③＿＿＿＿＿

④＿＿＿＿＿　⑤＿＿＿＿＿

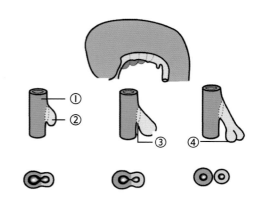

图 21-2　喉气管憩室的发生和演化

①＿＿＿＿＿　②＿＿＿＿＿　③＿＿＿＿＿　④＿＿＿＿＿

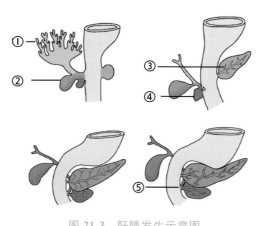

图 21-3　肝胰发生示意图

①＿＿＿＿＿　②＿＿＿＿＿　③＿＿＿＿＿

④＿＿＿＿＿　⑤＿＿＿＿＿

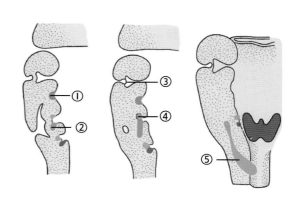

图 21-4　咽囊演化示意图

①＿＿＿＿＿　②＿＿＿＿＿　③＿＿＿＿＿

④＿＿＿＿＿　⑤＿＿＿＿＿

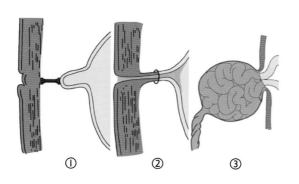

图 21-5　中肠发育相关畸形

①＿＿＿＿＿　②＿＿＿＿＿　③＿＿＿＿＿

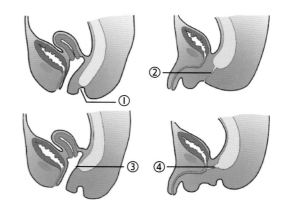

图 21-6　肛门闭锁示意图

①＿＿＿＿＿　②＿＿＿＿＿　③＿＿＿＿＿　④＿＿＿＿＿

（吴靖芳　张文静）

实习二十二
泌尿系统和生殖系统的发生

 实验目的

1．掌握后肾的发生、生殖腺的发生、泌尿系统和生殖系统的先天畸形。
2．了解前肾和中肾的发生、尿生殖窦的演变、生殖管道的发生和演变。

一、模型观察

（一）泌尿系统的发生

1．材料 模型、图片、动画和视频。

2．观察内容

（1）肾和输尿管的发生：人胚胎发生过程中，先后成对出现前肾、中肾和后肾。前肾、中肾最终退化，后肾形成永久肾。

前肾：第4周初，在第7～14对体节外侧的生肾节处发生。前肾小管为7～8对横行小管，内侧端通向胚内体腔，外侧端弯向尾侧通入纵行的前肾管。第4周末，前肾小管相继退化，前肾管向尾端延伸成为中肾管。

中肾：第4周末，在前肾尾端的生肾索内发生。中肾小管为"S"形小管，内侧端膨大凹陷形成肾小囊，包入由背主动脉分支的毛细血管球，外侧端通入中肾管。中肾管尾端延伸通入泄殖腔。第8周中肾开始退化。在男性，中肾管演变为附睾管、输精管和射精管，尾端未退化的中肾小管演变为输出小管；在女性，中肾小管和中肾管退化。

后肾：第5周初开始发生。输尿管芽为中肾管末段近泄殖腔处向背外侧突出形成的盲管，向胚体头、背侧延伸并长入生肾索尾部。输尿管芽反复分支，演变为输尿管、肾盂、肾大盏、肾小盏和集合小管。生后肾原基由人胚尾端生肾索的中胚层受输尿管芽诱导而形成，细胞密集呈帽状包围输尿管芽末端。生后肾原基内部分化的"S"形后肾小管延长并演变成肾小管，一端与集合小管相通，另一端凹陷形成肾小囊，包绕由肾动脉分支的毛细血管球。生后肾原基的外周组织形成肾被膜和肾内结缔组织。后肾原始位置较低，之后上升至腰部。

如果肾小管未与集合小管接通，或集合小管发育异常，会导致多囊肾。如果肾发育过程中的上升程度和方向发生异常，会导致异位肾。

（2）膀胱和尿道的发生：膀胱和尿道起源于尿生殖窦。尿生殖窦分3段：上段较大，发育为膀胱，其顶端与脐尿管相连，脐尿管出生前闭锁为脐正中韧带。随着膀胱扩大，输尿管芽起始部以下的中肾管并入膀胱后壁，形成膀胱三角；输尿管与中肾管分别开口于膀胱。中段在男性形成尿道前列腺部和膜部，在女性形成尿道。下段在男性形成尿道海绵体的大部，在女性扩大成阴道前庭。

如果脐尿管未完全闭锁，会导致脐尿瘘。

（二）生殖系统的发生

1. 材料　模型、图片、动画和视频。

2. 观察内容

（1）生殖腺的发生：生殖腺的发生过程分为性未分化和性分化两个阶段。

未分化性腺的发生：第 4 周时卵黄囊后壁内胚层细胞发育为原始生殖细胞。第 5 周时生殖腺嵴的表面体腔上皮向内形成初级性索。第 6 周时原始生殖细胞迁入初级性索。

睾丸的发生：若迁入的原始生殖细胞性染色体为 XY，在 Y 染色体的 *SRY* 基因影响下，第 7 周时初级性索向深部生长，与表面上皮分离，分化形成生精小管，其末端连接形成睾丸网。生精小管内含支持细胞和原始生殖细胞分化的精原细胞。第 8 周时表面上皮下方的间充质形成睾丸白膜，生精小管之间的间充质细胞分化为睾丸间质细胞。

卵巢的发生：若迁入的原始生殖细胞染色体为 XX，第 10 周后初级性索退化，间充质形成基质和血管，成为卵巢髓质。生殖腺表面上皮再次增殖形成次级性索，内含迁入的原始生殖细胞。第 16 周次级性索断裂形成原始卵泡，周边为卵泡细胞，中央为原始生殖细胞分化的卵原细胞，进而分化为初级卵母细胞。卵泡之间的间充质形成卵巢基质。

睾丸和卵巢的下降：生殖腺最初位于后腹壁的上方，随胚体增长及引带相对缩短，位置下降。在女性，第 18 周时卵巢降至骨盆缘下方。在男性，第 7 个月时睾丸通过腹股沟管降入阴囊，同时形成睾丸鞘突。之后，腹腔与睾丸鞘突间的通道逐渐封闭。

如睾丸未下降至阴囊，会导致隐睾。如腹腔与睾丸鞘突间的通道没有闭合，会导致先天性腹股沟疝。

（2）生殖管道的发生：生殖管道的发生过程也分为性未分化和性分化两个阶段。

未分化期生殖管道的发生：第 6 周时，同时存在两套生殖管道：一对中肾管和一对中肾旁管。中肾旁管上段位于中肾管外侧，上端开口于腹腔；中段越过中肾管腹侧到达内侧；下段左、右合并，下端呈盲端突入尿生殖窦背侧壁，形成窦结节。中肾管开口于窦结节的两侧。

男性生殖管道的分化：中肾旁管退化。与睾丸相邻的中肾小管发育成输出小管；中肾管头端增长弯曲成附睾管，中段形成输精管，尾端成为射精管和精囊。

女性生殖管道的分化：中肾管退化。中肾旁管分为 3 段：头段和中段发育成输卵管；下段左右合并形成子宫和阴道穹窿部。窦结节处的内胚层组织增生形成阴道板，第 5 个月时中空形成阴道。

如果中肾旁管下段合并异常，可能导致双子宫、双角子宫、中隔子宫。如果窦结节未形成阴道板或阴道板未中空，会导致阴道闭锁。

二、实习视频

三、巩固与提高

（一）A1 型题

1. 泌尿系统和生殖系统来源于

　A．内胚层

　B．侧中胚层

　C．轴旁中胚层

　D．间介中胚层

　E．间充质

2. 关于中肾的发生，错误的是

A．发生于前肾之后

B．中肾小管的内侧端膨大内陷为肾小囊

C．中肾小管的外侧端开口于中肾旁管

D．中肾管由前肾管演化而来

E．中肾发生时前肾已部分退化

3．关于后肾的发生，错误的是

A．后肾演变成终生存在的肾

B．起源于输尿管芽和生后肾原基

C．输尿管芽形成输尿管、肾盂、肾盏和集合小管

D．生后肾原基分化形成肾小管、肾小囊和毛细血管球

E．初始位置较低，以后渐上移

4．膀胱和尿道的发生主要来自

A．卵黄囊

B．后肠

C．中肾管

D．中肾旁管

E．尿生殖窦

5．多囊肾是由于

A．肾小管与肾小囊未接通

B．肾小囊与毛细血管球未接通

C．肾小管与集合小管未接通

D．集合小管与肾小盏未接通

E．肾盏与肾盂未接通

6．脐尿瘘是由于

A．脐尿管闭锁

B．脐尿管未闭锁

C．卵黄蒂闭锁

D．卵黄蒂未闭锁

E．脐腔未闭锁

7．原始生殖细胞来自

A．卵黄囊壁的内胚层

B．卵黄囊壁的中胚层

C．间介中胚层

D．侧中胚层

E．外胚层

8．关于生殖腺的发生，错误的是

A．精原细胞由原始生殖细胞分化而来

B．支持细胞起源于生殖腺嵴

C．卵原细胞由原始生殖细胞分化而来

D．卵泡细胞起源于生殖腺嵴

E．生殖细胞性染色体为 XY 时，生殖腺发育为卵巢

9．关于睾丸的发生，错误的是

A．原始生殖细胞性染色体为 XY

B．初级性索退化，重新形成生精小管

C．胚胎时期的生精小管由支持细胞与精原细胞组成

D．由间充质分化为睾丸间质细胞

E．生精小管与表面上皮之间的间充质形成白膜

10．关于卵巢的发生，错误的是

A．原始生殖细胞性染色体为 XY

B．初级性索退化成为卵巢髓质

C．次级性索被分隔成许多圆形细胞团，即原始卵泡

D．原始卵泡中央的卵原细胞在出生前分化为初级卵母细胞

E．原始卵泡周围为次级性索分化的卵泡细胞

（二）名词解释

1．输尿管芽

2．生后肾原基

3．多囊肾

4．隐睾

5．先天性腹股沟疝

（三）问答题

1．简述后肾的发生（输尿管芽和生后肾原基的形成及其演化）。

2．简述中肾管和中肾旁管的形成、演化。

四、识图辨结构

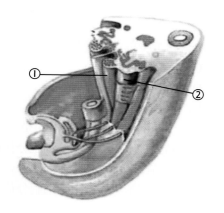

图 22-1　第 5 周人胚模型图

①_____　②_____

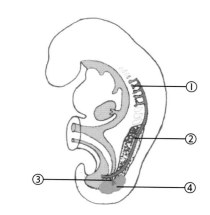

图 22-2　第 5 周中、后肾示意图

①_____　②_____　③_____　④_____

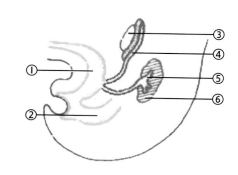

图 22-3　第 7 周泄殖腔分隔示意图

①_____　②_____　③_____
④_____　⑤_____　⑥_____

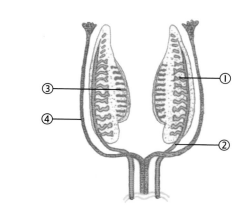

图 22-4　第 6 周生殖腺、生殖管道示意图

①_____　②_____　③_____　④_____

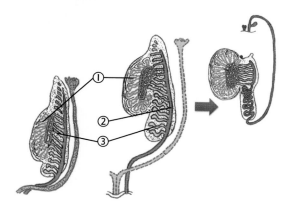

图 22-5　男性生殖腺、生殖管道发育示意图

①_____　②_____　③_____

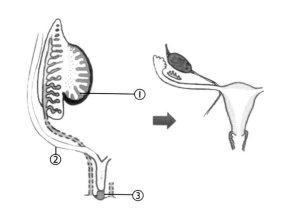

图 22-6　女性生殖腺、生殖管道发育示意图

①_____　②_____　③_____

（陈　炜）

实习二十三

心脏的发生

实验目的

1. 掌握心脏的内部分隔过程。
2. 熟悉心脏外形的演变。
3. 了解心管的发生。

一、模型观察

（一）心管的发生

1. 材料　模型、图片、动画和视频。

2. 观察内容

围心腔：胚胎发育第 18～19 天，位于口咽膜头端的生心区出现腔隙。

生心索：围心腔腹侧的间充质细胞集聚形成一对长条的细胞索。

随着头褶的发生，原来位于口咽膜头端的围心腔和生心索逐渐转向咽的腹侧，生心索由围心腔的腹侧转向背侧。

心管：生心索内出现腔隙，形成头尾方向纵行、左右并列的两条上皮性管道。

随着胚胎侧褶的发育，左、右心管逐渐向中央靠拢，于 22 天时，融合成一条心管。

围心腔不断扩大并向心管的背侧扩展，最终心管游离于围心腔内，围心腔发育为心包腔。

（二）心脏外形的演变

1. 材料　模型、图片、动画和视频。

2. 观察内容　心管各段生长速度不同，先后出现 4 个膨大，由头端向尾端依次为心球、心室、心房和静脉窦。心球的头端连于动脉干。静脉窦的末端分为左、右角，分别与同侧的脐静脉、总主静脉和卵黄静脉相连。

心管两端固定，其游离部分的生长速度比围心腔快，致使心管弯曲成"U"形，进而变成"S"形。之后，心房和静脉窦移至心球和动脉干的背侧，并逐渐上移。心房扩大，膨出于心球和动脉干的两侧。

（三）心脏的内部分隔

1. 材料　模型、图片、动画和视频。

2. 观察内容

（1）房室管的分隔：从心脏外形可见心房和心室之间有一缩窄环，与其相应的心腔也形成一狭窄的管道，称房室管。在房室管的背侧壁和腹侧壁的正中线上，心内膜下组织增厚形成背侧、腹侧心内膜垫。第 5 周时，背侧、腹侧两个心内膜垫相互靠拢愈合，将房室管分隔成左、右房室孔。围绕左、右房室孔处的间充质局部增厚，分别成为左侧的二尖瓣、右侧的三尖瓣。

（2）心房的分隔：在心内膜垫发生的同时，心房头端背侧壁的正中线处发生一个镰状薄膜，称第Ⅰ房间隔或原发隔。第Ⅰ房间隔向心内膜垫方向生长，其下缘与心内膜垫之间的孔，称第Ⅰ房间孔或原发孔。随着第Ⅰ房间隔的增长，第Ⅰ房间孔逐渐变小。在第Ⅰ房间孔封闭之前，于第Ⅰ房间隔上部又出现一个孔，称第Ⅱ房间孔或继发孔，与此同时，第Ⅰ房间隔的下缘与心内膜垫愈合，使第Ⅰ房间孔封闭。

第5周末，于第Ⅰ房间隔右侧又发生一半月形隔膜，称第Ⅱ房间隔或继发隔，向心内膜垫方向生长，逐渐遮盖第Ⅰ房间隔上的第Ⅱ房间孔。第Ⅱ房间隔上留有一卵圆形孔，称卵圆孔。卵圆孔位于第Ⅱ房间孔尾侧，两孔上下交错，第Ⅰ房间隔由左侧下方遮盖卵圆孔，由于第Ⅰ房间隔薄而软，上部逐渐消失，其余部分形成卵圆孔的瓣膜。出生前，右心房的血液可经卵圆孔流入左心房，但左心房的血液不能进入右心房，出生后，卵圆孔闭锁，成为完全的房间隔。

如果房间隔发育异常，可以引发左、右心房相通的畸形，即房间隔缺损。

（3）心室的分隔：胚胎第4周末，心室底壁的心尖处发生一半月形肌性隔膜，称室间隔肌部。室间隔肌部向心内膜垫方向生长，其游离缘与心内膜垫之间留有一半月形孔，称室间孔，左、右心室借此孔相通，这种状态一直维持到第7周末。继而，室间孔由室间隔膜部所封闭。室间隔膜部是由心球嵴向下延伸，室间隔肌性部向上延伸，心内膜垫向下延伸，并相互愈合而成。室间孔封闭后，形成一个完整的室间隔，肺动脉干与右心室相通，主动脉与左心室相通。

如果室间隔发育不全，可以引发左、右心室相通的畸形，即室间隔缺损。

（4）心球与动脉干的分隔：第5周，在动脉干和心球内面出现两条由心内膜下组织局部增厚形成的纵嵴，称为动脉干嵴和心球嵴。嵴呈螺旋状走行，两个相对的嵴相互愈合便形成主动脉肺动脉隔，此螺旋状纵隔将动脉干和心球分隔成互相缠绕的两条管道，即肺动脉干和升主动脉。

如果分隔主动脉和肺动脉的螺旋状隔偏位，可形成主动脉和肺动脉错位、主动脉狭窄或肺动脉狭窄、永存动脉干和法洛四联症。其中法洛四联症包括4种缺陷：①肺动脉狭窄；②室间隔缺损；③主动脉骑跨在室间隔缺损处；④右心室肥大。

（四）静脉窦及其相连静脉的演变

1．材料　模型、图片、动画和视频。

2．观察内容

（1）静脉窦的演变：起初，静脉窦开口于心房的中央部，窦两侧的左、右角分别与同侧的总主静脉、脐静脉和卵黄静脉相连。后因血液多经右角流回心脏，故右角逐渐扩大，致使窦房口右移。在胚胎发育第7～8周时，心房扩展很快，右角并入右心房，形成右心房固有部（光滑部），原始的右心房则变为右心耳（粗糙部）。静脉窦左角逐渐萎缩变小，其近端形成冠状窦，远端形成左房斜静脉的根部。

（2）肺静脉的演变：原始左心房最初只有1条肺静脉汇入，此静脉分出左、右属支，各支再分为2支。以后由于左心房扩大，逐渐把原始肺静脉根部及2条属支吸收并入左心房，形成左心房固有部（光滑部），如此则有4条肺静脉开口于左心房，原始的左心房变为左心耳（粗糙部）。

二、实习视频

三、巩固与提高

（一）**A1 型题**

1. 早期心管出现 3 个膨大，由头端至尾端依次为
    A. 心房、心室和静脉窦
    B. 动脉干、心室和心房
    C. 心球、心室和心房
    D. 心房、心室和心球
    E. 心球、心房和心室

2. 以下关于心外形的演变描述中，错误的是
    A. 原始心管为一条纵管
    B. 心管分为心球、心室及心房 3 个膨大
    C. 心管弯曲形成凸向前下方的"U"形弯曲
    D. 心房移向心室左后上方，并向两侧膨出
    E. 心房与心室之间缩窄形成房室管

3. 胎儿心房第Ⅰ房间孔的闭合是由于
    A. 第Ⅰ房间隔与第Ⅱ房间隔的融合
    B. 第Ⅰ房间隔与心内膜垫融合
    C. 第Ⅱ房间隔与心内膜垫融合
    D. 第Ⅰ房间隔与动脉干嵴融合
    E. 第Ⅱ房间隔与心球嵴融合

4. 心房在胚胎时期的分隔状态是
    A. 左、右心房始终不完全分隔，故右心房血液始终可流入左心房
    B. 左、右心房始终不完全分隔，故左心房血液始终可流入右心房
    C. 至胚胎末期，心房基本分隔完毕，故左、右心房血液已不交通
    D. 至胚胎末期，心房已分隔，血液只能从右心室经室间孔入左心室
    E. 至胚胎末期，心房已分隔，血液只能从右心房经房室孔入右心室

5. 房间隔最后的封闭是由以下哪两种结构融合而成
    A. 第Ⅰ房间隔与心内膜垫
    B. 第Ⅱ房间隔与心内膜垫
    C. 第Ⅰ房间隔与第Ⅱ房间隔
    D. 第Ⅱ房间隔与动脉干嵴
    E. 第Ⅰ房间隔与心球嵴

6. 胎儿期，左、右心房相通的孔是
    A. 第Ⅰ房间孔
    B. 房室孔
    C. 卵圆孔
    D. 房间孔
    E. 室间孔

7. 心内部分隔时，室间孔位于
    A. 室间隔肌部与室间隔膜部之间
    B. 室间隔膜部与心内膜垫之间
    C. 室间隔肌部与心内膜垫之间
    D. 室间隔膜部与心球嵴之间
    E. 室间隔肌部与心球嵴之间

8. 心室分隔后的室间隔包括
    A. 心内膜垫和室间隔肌部
    B. 心内膜垫和室间隔膜部
    C. 室间隔肌部和室间隔膜部
    D. 室间隔肌部和心球嵴
    E. 室间隔膜部和心球嵴

9. 参与室间隔膜部形成的结构有
    A. 第Ⅰ房间隔和第Ⅱ房间隔的结缔组织
    B. 心内膜垫和左、右心球嵴的结缔组织
    C. 半月瓣基部未分化的结缔组织
    D. 房室瓣基部未分化的结缔组织
    E. 心球和心内膜垫的结缔组织结构融合而成

10. 主动脉肺动脉隔可分隔
    A. 左、右肺动脉
    B. 肺动脉干和升主动脉
    C. 心房和静脉窦
    D. 心室和主动脉
    E. 心房和心室

（二）**名词解释**

1. 卵圆孔

2. 房间隔缺损

3．室间隔缺损

4．法洛四联症

（三）问答题

1．试述心房内部分隔过程，其心内分流作用及常见先天性畸形。

2．试述心室内部分隔过程及常见先天性畸形。

3．试述心球和动脉干的分隔过程及常见先天性畸形。

四、识图辨结构

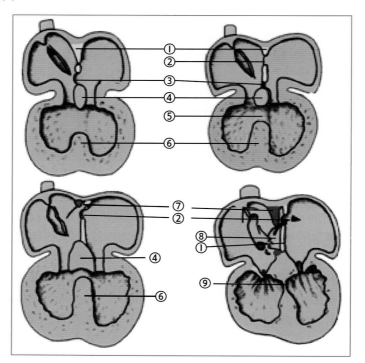

图 23-1　心脏内部分隔过程示意图

①＿＿＿＿＿　②＿＿＿＿＿　③＿＿＿＿＿　④＿＿＿＿＿　⑤＿＿＿＿＿

⑥＿＿＿＿＿　⑦＿＿＿＿＿　⑧＿＿＿＿＿　⑨＿＿＿＿＿

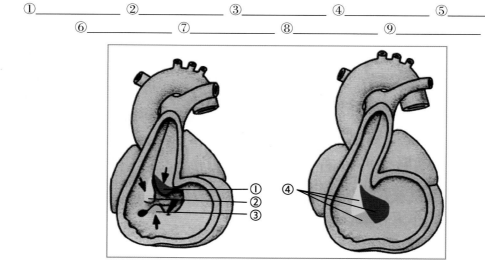

图 23-2　室间隔膜部形成示意图

①＿＿＿＿＿　②＿＿＿＿＿　③＿＿＿＿＿　④＿＿＿＿＿

（刘慧雯）

实习一

巩固与提高

（一）**A1** 型题

1．A　2．C　3．D　4．A　5．C　6．A　7．A　8．B　9．C　10．C

实习二

巩固与提高

（一）**A1** 型题

1．D　2．C　3．A　4．C　5．D　6．C　7．A　8．E　9．C　10．C

（二）**X** 型题

1．ABC　2．AC　3．ABDE　4．CDE　5．CE

（三）名词解释

1．内皮：衬贴在心脏、血管、淋巴管腔面的单层扁平上皮为内皮。

2．间皮：衬贴在胸膜、腹膜、心包膜表面的单层扁平上皮为间皮。

（四）问答题

1．试述上皮组织的结构特点及其功能。

细胞多、细胞形态规则、排列紧密，细胞外基质少。上皮细胞有明显的极性，细胞可分为游离面（或腔面）和基底面。上皮基底面附着于基膜，借基膜与深部结缔组织相连。上皮组织中大多无血管，但有丰富的感觉神经末梢。上皮组织具有保护、吸收、分泌和排泄等功能。

2．试述被覆上皮的分类和分布。

①单层扁平上皮：分布于心脏、血管、淋巴管腔面的为内皮；分布于胸膜、腹膜、心包膜表面的为间皮；其他可分布于肺泡、肾小囊壁层。②单层立方上皮：分布于肾小管、甲状腺滤泡等腔面。③单层柱状上皮：分布于胃、肠、胆囊、子宫等腔面。④假复层纤毛柱状上皮：分布于呼吸管道等腔面。⑤复层扁平上皮：分为角化的和未角化的两种，未角化的复层扁平上皮分布于口腔、食管和阴道等腔面，角化的复层扁平上皮分布于皮肤表皮。⑥复层柱状上皮：分布于睑结膜、男性尿道腔面等处。⑦变移上皮：分布于肾盏、肾盂、输尿管和膀胱等腔面。

识图辨结构

图 2-1　血管光镜像　①内皮　②内皮细胞核

图 2-2　甲状腺光镜像　①甲状腺滤泡　②单层立方上皮

图 2-3　胆囊上皮光镜像　①单层柱状上皮

图 2-4　气管上皮光镜像　①假复层纤毛柱状上皮　②杯状细胞　③基膜

图 2-5　食管上皮光镜像　①复层扁平上皮

图 2-6　膀胱上皮光镜像　①盖细胞　②变移上皮

巩固与提高

（一）A1 型题

1．B　2．A　3．D　4．B　5．D　6．B　7．B　8．D　9．B　10．B

（二）X 型题

1．ABD　2．ACDE　3．ABCD　4．AD　5．ABCE

（三）名词解释

分子筛：蛋白多糖复合物的主体构型形成有许多微孔隙的结构，称分子筛，小于孔隙的水和溶于水的营养物、代谢产物、激素、气体分子等可以自由通过，便于血液与细胞之间进行物质交换。

（四）问答题

1．结缔组织的基本结构特点是什么？

结缔组织的基本结构特点为：细胞少，细胞外基质多，细胞分散于基质中，无极性；细胞外基质包括纤维、基质和组织液；一般具有丰富的血管、淋巴管、神经。

2．简述成纤维细胞的结构及功能。

成纤维细胞的结构：胞体较大，呈扁平星状多突起；细胞核大，呈卵圆形，染色浅淡，核仁明显；细胞质较丰富，呈弱嗜碱性。电镜下可见细胞质内含有丰富的粗面内质网、游离核糖体和发达的高尔基复合体。

成纤维细胞的功能：合成和分泌胶原蛋白、弹性蛋白和蛋白多糖等成分，以构建结缔组织中的胶原纤维、弹性纤维、网状纤维和基质等结构。

3．简述浆细胞的结构和功能。

浆细胞的结构：细胞呈圆形或卵圆形，大小不等；细胞核圆形，常偏于一侧，核内染色质致密呈粗块状，常位于核膜内面，呈辐射状排列，核膜明显；细胞质呈强嗜碱性，核周有浅染区，称核周晕。电镜下可见浆细胞的细胞质内含有大量平行排列的粗面内质网，核周晕区内有中心体和发达的高尔基复合体。

浆细胞的功能：合成和分泌免疫球蛋白，即抗体，参与体液免疫。

识图辨结构

图 3-1　疏松结缔组织光镜像　①巨噬细胞　②肥大细胞

图 3-2　疏松结缔组织光镜像　①胶原纤维　②弹性纤维

图 3-3　肌腱纵切面光镜像　①胶原纤维　②腱细胞

图 3-4　网状组织光镜像　①网状纤维

图 3-5　浆细胞光镜像　①浆细胞细胞核

图 3-6　脂肪组织光镜像　①结缔组织　②脂肪细胞　③脂肪细胞的细胞核

巩固与提高

（一）A1 型题

1．C　2．C　3．D　4．C　5．D　6．C　7．A　8．D　9．B　10．C

（二）X 型题

1．ACE　2．BE　3．ABDE　4．ABDE　5．BCDE

（三）名词解释

1．同源细胞群：软骨中部的软骨细胞成群存在，每群含有 2 ～ 8 个细胞，它们是由一个软骨细胞分裂增生形成的，称同源细胞群。

2．哈弗斯系统：又称骨单位，呈长筒形，位于内外环骨板之间，是骨干密质骨的主要部分，其中哈弗斯骨板以哈弗斯管为中心呈同心圆排列，哈弗斯管内有血管、神经及骨内膜。

（四）问答题

1．试述成骨细胞、破骨细胞的结构及其在骨发生中的作用。

成骨细胞分布于骨组织的表面，排列较紧密，常成一层。成骨细胞呈矮柱状或椭圆形，表面有细小的突起。细胞核呈圆形，核仁明显。细胞质嗜碱性，在电镜下可见大量的粗面内质网和发达的高尔基复合体。破骨细胞常位于骨基质的吸收面凹陷处，是一种多核的大细胞，细胞质嗜酸性。破骨细胞紧贴骨质的一侧有皱褶缘，在电镜下为许多不规则的微绒毛。电镜下还可见丰富的线粒体和溶酶体。皱褶缘周围有一环形亮区，内含大量的微丝。亮区与骨基质表面紧密相贴，封闭其内侧，构成溶骨微环境。破骨细胞具有很强的溶解和吸收骨的能力。成骨细胞产生胶原纤维和无定形基质，形成类骨质，它们之间的距离也同时加大，突起也加长，并被包埋于其中转变为骨细胞。骨盐沉着后，类骨质骨化成为骨基质，骨组织即形成。成骨细胞在形成新的骨组织的同时，原有骨组织的某些部位又可能被吸收，即破骨细胞溶解吸收旧的骨组织，使骨组织不断改建，以适应个体的生长和发育。在骨发生和生长过程中，骨组织的形成和吸收同时存在且处于动态平衡，成骨细胞与破骨细胞通过相互调控共同完成骨组织的形成与吸收。

2．试述骨密质的结构。

骨密质分布在长骨骨干和骨骺外侧面。骨干处骨密质较厚，骨板排列紧密有序，分为环骨板、骨单位和间骨板。

环骨板为环绕骨干内、外表面排列的骨板，分别称为内环骨板和外环骨板。外环骨板较厚，有10～40层；内环骨板较薄，仅有数层，排列不甚规则。

骨单位又称为哈弗斯系统，位于内、外环骨板之间，是长骨骨干内起主要支持作用的结构单位。骨单位呈长筒形，中轴为纵行的中央管，又称为哈弗斯管，内含血管、神经和骨内膜；中央管周围为4～20层同心圆排列的骨单位骨板，又称为哈弗斯骨板。骨单位最表面有黏合线，与相邻骨板相隔。同一骨单位内，各层哈弗斯骨板间的骨陷窝借骨小管互相通连，最外层骨板内的骨小管均在黏合线处返折，最内层的骨小管开口于中央管。

间骨板位于骨单位之间或骨单位与环骨板之间，为半环形或不规则形骨板，无中央管。

识图辨结构

图 4-1　透明软骨光镜像　①软骨基质　②同源细胞群　③软骨囊
图 4-2　弹性软骨光镜像　①软骨细胞　②弹性纤维
图 4-3　纤维软骨光镜像　①胶原纤维　②软骨细胞
图 4-4　骨磨片光镜像-1　①骨单位　②间骨板
图 4-5　骨磨片光镜像-2　①骨陷窝　②骨小管　③中央管
图 4-6　骨磨片光镜像-3　①穿通管　②黏合线

实习五

巩固与提高

（一）A1 型题

1．D　2．A　3．C　4．B　5．E　6．B　7．B　8．A　9．C　10．C

（二）X 型题

1．ABCE　2．ABCDE　3．BC　4．ACE　5．BE

（三）名词解释

1．血象：血细胞的形态、数量、比例和血红蛋白含量的测定称为血象。

2．网织红细胞：为刚由骨髓释放到外周血的未完全成熟的红细胞，常用染色方法不易区分。用煌焦油蓝体外活体染色，可见细胞内有蓝色的细网或颗粒，电镜下为残留的核糖体。网织红细胞还具有合成血红蛋白的能力，1～3天后网织红细胞发育成熟，核糖体消失。

（四）问答题

1．试述红细胞的形态、结构、功能及正常值。

扫描电镜下红细胞呈双凹圆盘形，中央较薄，周边较厚，直径为7～8 μm。血涂片中红细胞圆形或椭圆形，胞质被染成粉红色，周边染色深，中央染色浅。红细胞无细胞核和细胞器，胞质内充满血红蛋白。

红细胞具有结合和运输 O_2 和 CO_2，完成机体与外界气件交换的功能。

正常成人血液中，女性每升血含红细胞（3.5～5.0）×10^{12}个，血红蛋白110～140 g；男性每升血含红细胞（4.0～5.5）×10^{12}个，血红蛋白（120～150）g。

2．试述中性粒细胞的形态结构特点和功能。

中性粒细胞呈球形，直径10～12 μm。细胞核有杆状核和分叶核两种，分叶核的叶数有2～5叶不等，核分叶之间有染色质细丝相连，正常成人血液中多见2～3叶核的细胞。胞质内有中性颗粒和嗜天青颗粒两种颗粒：中性颗粒即特殊颗粒，呈中性，被染为淡粉色，体积较小，数量较多，约占颗粒总数的80%。电镜下，中性颗粒呈椭圆形或哑铃形，电子密度较低，内含碱性磷酸酶、吞噬素和溶菌酶等；嗜天青颗粒呈紫色，体积较大，数量较少。电镜下，嗜天青颗粒呈圆形或椭圆形，电子密度高，它是一种溶酶体，含酸性磷酸酶和髓过氧化物酶等。嗜天青颗粒约占颗粒总数的20%。

中性粒细胞的功能：趋化性和变形运动；吞噬功能，可吞噬大量细菌等异物；颗粒内物质可杀死、分解和消化细菌。中性粒细胞杀死细菌后，自身也常死亡成为脓细胞。

识图辨结构

图 5-1　血涂片光镜像 -1　①红细胞　②中性粒细胞
图 5-2　血涂片光镜像 -2　①嗜酸性粒细胞
图 5-3　血涂片光镜像 -3　①嗜酸性粒细胞　②中性粒细胞
图 5-4　血涂片光镜像 -4　①嗜碱性粒细胞
图 5-5　血涂片光镜像 -5　①单核细胞　②中性粒细胞
图 5-6　血涂片光镜像 -6　①血小板　②淋巴细胞　③中性粒细胞

实习六

巩固与提高

（一）**A1 型题**

1．E　2．D　3．A　4．A　5．B　6．B　7．D　8．A　9．C　10．C

（二）**X 型题**

1．ACD　2．BE　3．ABCDE　4．ABCDE　5．ABD

（三）**名词解释**

1．肌节：两条相邻 Z 线间的一段肌原纤维称为肌节，每个肌节包括 1/2 I 带＋A 带＋1/2 I 带，是骨骼肌纤维收缩和舒张功能的基本结构单位。

2．闰盘：心肌纤维的连接处，称为闰盘。光镜下，在 HE 染色标本中呈横行或阶梯状的粗线。电镜下，闰盘位于 Z 线水平，由相邻心肌纤维的突起嵌合而成，在横向连接的部分有中间连接和桥粒；在纵向连接部分有缝隙连接。

（四）问答题

1．试述骨骼肌纤维的光、电镜结构。

骨骼肌纤维的光镜结构特点：骨骼肌纤维呈长圆柱形，含有几十个甚至几百个细胞核，位于肌质的周边即肌膜下方。细胞核呈扁椭圆形，异染色质较少，染色较浅。肌质内含许多与细胞长轴平行排列的细丝状肌原纤维。每条肌原纤维上都有明暗相间的带，由于各条肌原纤维的明带和暗带都相应地排列在同一平面上，从而构成了骨骼肌纤维明暗交替的周期性横纹。相邻两条 Z 线之间的一段肌原纤维称为肌节。每个肌节都由 1/2 I 带 + A 带 + 1/2 I 带组成。肌节是肌原纤维结构功能的基本单位，构成骨骼肌纤维收缩和舒张运动的结构基础。

骨骼肌纤维的电镜结构特点：①肌原纤维：由粗、细两种肌丝构成，粗肌丝由肌球蛋白分子组成；细肌丝由肌动蛋白、原肌球蛋白和肌钙蛋白组成。②横小管：肌膜向肌质内凹陷形成的管状结构。③肌质网：肌纤维内特化的滑面内质网，在相邻的两个横小管之间形成互相通连的小管网。纵行包绕在每条肌原纤维周围的肌质网称为纵小管；位于横小管两侧的肌质网扩大呈环形的扁囊，称为终池。每条横小管与其两侧的终池共同组成三联体。

2．试比较心肌纤维与骨骼肌纤维结构的异同点。

光镜下：骨骼肌纤维为长圆柱形，细胞核可多达几十甚至几百个，位于肌质的周边即肌膜下方，胞质内有大量肌原纤维，可见明暗交替的周期性横纹；而心肌纤维呈短圆柱状，有分支，细胞核 1～2 个，卵圆形，位居中央。心肌纤维有明暗相间的周期性横纹，但不如骨骼肌纤维的横纹明显。心肌纤维的连接处有闰盘，在 HE 染色的标本中呈着色较深的横行或阶梯状粗线。

电镜下：①骨骼肌纤维内有沿肌纤维长轴平行排列的肌原纤维，肌原纤维由粗、细两种肌丝构成。心肌纤维也含有粗、细两种肌丝，它们在肌节内的排列分布与骨骼肌纤维相同，但不形成明显的肌原纤维，肌丝被少量肌质和大量纵行排列的线粒体分隔成粗细不等的肌丝束。②骨骼肌纤维横小管走向与肌纤维长轴垂直，位于 A 带与 I 带交界处。心肌纤维横小管较短粗，位于 Z 线水平。③骨骼肌纤维肌质网发达，横小管与其两侧的终池共同组成三联体。心肌纤维肌质网比较稀疏，纵小管不发达，终池小且数量少，横小管两侧的终池往往不同时存在，多见横小管与一侧的终池紧贴形成二联体。④心肌纤维闰盘位于 Z 线水平，由相邻两个肌纤维的分支处伸出许多短突相互嵌合而成，常呈阶梯状。在横向连接部位有中间连接和桥粒；在纵向连接部位有缝隙连接。⑤心房肌纤维可分泌心房钠尿肽。

识图辨结构

图 6-1　骨骼肌纵切面光镜像　①骨骼肌纤维细胞核　②横纹　③纤维细胞细胞核

图 6-2　骨骼肌横切面光镜像　①骨骼肌纤维细胞核　②肌原纤维

图 6-3　心肌纵切面光镜像　①心肌纤维细胞核　②横纹　③闰盘

图 6-4　心肌横切面光镜像　①心肌纤维细胞核

图 6-5　平滑肌纵切面光镜像　①平滑肌纤维细胞核

图 6-6　平滑肌横切面光镜像　①平滑肌纤维细胞核

实习七

巩固与提高

（一）**A1 型题**

1．D　2．B　3．D　4．D　5．C　6．E　7．B　8．A　9．D　10．A

（二）**X 型题**

1．ABD　2．BD　3．ABDE　4．ABCE　5．ABD

（三）**名词解释**

1．尼氏体：是光镜下所见的嗜碱性团块或颗粒状物质，在电镜下，是丰富的粗面内质网和游离核糖体，分布于神经元的胞体和树突内。

2．神经原纤维：是神经元胞质内的骨架物质，是银染标本中交织成网状的棕黑色细丝，电镜下由神经丝和微管组成，与神经元内物质运输有关。

3．突触：是神经元与神经元之间，或神经元与非神经细胞之间特化的细胞连接，分为化学性突触和电突触两类。

4．神经纤维：由神经元的轴突和包绕在其外的神经胶质细胞组成。根据有无髓鞘可分为有髓神经纤维和无髓神经纤维两类。

5．血 - 脑屏障：是血液与脑组织之间的屏障结构，主要由连续毛细血管内皮细胞、基膜和神经胶质膜构成。

（四）问答题

1．试述多极神经元的结构。

神经元由胞体和突起两部分组成。多极神经元的胞体呈星形，胞核大而圆，居中，染色浅，核仁大而明显。光镜下，胞体的细胞质内含嗜碱性团块状或颗粒状的尼氏体，电镜下为丰富的粗面内质网和核糖体。银染标本上胞质内含许多棕黑色细丝状神经原纤维，电镜下由神经丝和微管组成。神经元突起分为轴突和树突。轴突细而长，少有分支，可发出侧支。由细胞体发出轴突处常呈圆锥形，称轴丘。轴丘和轴突内因无尼氏体而染色浅，神经原纤维沿轴突长轴平行成束排列。树突短而粗，多分支，其内部结构与细胞体相似，但无高尔基复合体，表面有许多树突棘，是形成突触的重要部位。

2．试述化学性突触的电镜结构。

化学性突触由突触前成分、突触间隙和突触后成分 3 部分组成，突触前、后成分彼此相对的细胞膜分别称为突触前膜和突触后膜，二者之间的狭窄间隙为突触间隙。突触前成分呈球状膨大，是轴突终末，内含突触小泡、微丝、微管等；突触前膜局部增厚，富含电压门控通道。突触间隙内含糖蛋白和微丝。突触后成分主要为增厚的突触后膜及其上的特异性受体。

识图辨结构

图 7-1　脊髓光镜像　①灰质　②白质

图 7-2　神经元光镜像　①细胞核　②尼氏体　③树突　④轴丘

图 7-3　神经元光镜像　①突触　②神经原纤维

图 7-4　坐骨神经横切面光镜像　①神经纤维　②轴突

图 7-5　坐骨神经纵切面光镜像　①郎飞结　②轴突

图 7-6　脊神经节光镜像　①神经节细胞　②卫星细胞

实习八

巩固与提高

（一）**A1 型题**

1．D　2．A　3．C　4．B　5．E　6．B　7．D　8．C　9．C　10．B

（二）**X 型题**

1．ACE　2．ADE　3．ABCD　4．ACE　5．ABE

（三）**名词解释**

1．W-P 小体：位于血管内皮细胞中的长杆状结构，有膜包裹，内含许多平行细管，具有储存 vW 因子的功能。

（四）问答题

1．试述毛细血管的一般结构、电镜下分类，以及各类毛细血管的结构特点及分布。

毛细血管的管壁由一层内皮和基膜组成，内皮与基膜间有周细胞分布。根据超微结构特点，毛细血管可分为连续毛细血管、有孔毛细血管和血窦 3 类。

（1）连续毛细血管：内皮细胞相互连续，内皮细胞间有紧密连接，胞质内有吞饮小泡；内皮下基膜连续而完整。主要分布于结缔组织、肌组织、肺及中枢神经系统等。

（2）有孔毛细血管：内皮细胞相互连续，内皮细胞间有紧密连接，内皮细胞不含核的部分很薄，有窗孔，窗孔上有或无隔膜，基膜连续完整。通常分布于胃肠黏膜、内分泌腺和肾血管球等。

（3）血窦：管腔较大而不规则，内皮细胞之间有较大的间隙，血窦内皮可有窗孔，内皮下的基膜可以连续、不连续或缺如。主要分布于肝、脾、骨髓和一些内分泌腺。

2．试述中动脉的结构。

中动脉又称为肌性动脉，其管壁由内膜、中膜和外膜组成，3 层分界清楚。

（1）内膜：由内皮、内皮下层和内弹性膜组成。内皮为单层扁平上皮，内皮下层较薄，为少量结缔组织，内弹性膜由弹性蛋白组成，光镜下呈均质、粉红色、波浪状，较明显。

（2）中膜：较厚，由 10 ～ 40 层环形平滑肌纤维组成，平滑肌间有少量弹性纤维和胶原纤维。

（3）外膜：与中膜厚度接近，由结缔组织组成，含血管、淋巴管和神经。多数中动脉的外膜与中膜交界处有外弹性膜。

识图辨结构

图 8-1　中等动、静脉光镜像　①中动脉　②中静脉
图 8-2　中动脉光镜像 -1　①外膜　②中膜　③内膜
图 8-3　中动脉光镜像 -2　①内皮　②内弹性膜　③外弹性膜
图 8-4　大动脉光镜像　①内膜　②中膜　③外膜
图 8-5　心室壁光镜像 -1　①心内膜　②心肌膜　③心外膜
图 8-6　心室壁光镜像 -2　①心内膜　②内皮　③内皮下层　④心内膜下层　⑤浦肯野纤维

实习九

巩固与提高

（一）**A1 型题**

1．C　2．B　3．D　4．D　5．C　6．A　7．B　8．E　9．E　10．C

（二）**X 型题**

1．ABCE　2．ACDE　3．ABCE　4．CD　5．AD

（三）**名词解释**

1．血 - 胸腺屏障：为血液与胸腺皮质间的屏障结构。主要由以下 5 层结构组成：①连续毛细血管内皮；②内皮基膜；③血管周间隙，间隙中可有巨噬细胞等；④胸腺上皮细胞的基膜；⑤最外面包裹一层连续的胸腺上皮细胞。

2．淋巴小结：以 B 细胞为主密集而成的球状淋巴组织。

（四）**问答题**

1．简述淋巴结皮质的组织结构、主要的细胞分布和功能意义。

淋巴结皮质由 3 部分构成：①浅层皮质，主要分布有 B 细胞，当机体执行体液免疫应答功能时，细胞大量增殖，形成淋巴小结；②副皮质区，是胸腺依赖区。主要分布有 T 细胞，当机体执行细胞免疫应答时，细胞大量增殖，排列密集，区域扩大。在副皮质区常有毛细血管后微静脉分布。③皮质淋巴窦，包括被膜下窦和小梁周窦。窦壁通透性很高，淋巴细胞可以出入，窦腔内迂回曲折，分布着大量巨噬细胞，起到滤过淋巴液的作用。

2．简述脾白髓和红髓的组织结构、主要的细胞分布和功能意义。

脾白髓包括：①动脉周围淋巴鞘：为中央动脉周围的弥散淋巴组织，主要分布有 T 细胞，

是脾内的胸腺依赖区，当执行细胞免疫应答时，细胞大量增殖，区域扩大；②脾小体：即淋巴小结，主要分布有 B 细胞，当执行体液免疫应答时，细胞大量增殖，也可以出现生发中心和小结帽，帽部朝向红髓。

脾红髓包括：①脾索：由富含血细胞的索状淋巴组织构成，索内分布着 T 细胞、B 细胞、浆细胞、巨噬细胞等，是脾滤血的主要场所；②脾窦：窦壁由长杆状内皮细胞平行排列而成，内皮细胞之间间隙很宽，外有不完整的基膜和环形网状纤维围绕。脾窦通透性极高，脾索内的血细胞可以进入血窦。脾窦外侧有较多的巨噬细胞，有利于血液的过滤。

识图辨结构

图 9-1　胸腺光镜像　①胸腺小体
图 9-2　胸腺皮质光镜像　①胸腺上皮细胞　②胸腺细胞
图 9-3　淋巴结皮质光镜像　①淋巴小结　②被膜下淋巴窦　③被膜
图 9-4　淋巴结髓质光镜像　①髓索　②髓窦
图 9-5　脾光镜像　①白髓　②中央动脉　③红髓
图 9-6　脾红髓光镜像　①脾索　②脾窦

实习十

巩固与提高

（一）A1 型题
1．B　2．C　3．C　4．B　5．A　6．E　7．E　8．E　9．A　10．E
（二）X 型题
1．ACDE　2．ACDE　3．BCDE　4．ACDE
（三）问答题
试述皮肤从深层到浅层的层次结构。
皮肤的结构从深层到浅层分为真皮部分和表皮部分，真皮从深层到浅层分为网织层和乳头层，再往浅层则为表皮，表皮从基底面到游离面分为：基底层、棘层、颗粒层、透明层和角质层。

识图辨结构

图 10-1　指皮光镜像 -1　①表皮　②真皮乳头层　③真皮网织层
图 10-2　指皮光镜像 -2　①基底层　②棘层　③颗粒层　④透明层　⑤角质层
图 10-3　指皮光镜像 -3　①触觉小体
图 10-4　指皮光镜像 -4　①环层小体　②汗腺
图 10-5　头皮光镜像 -1　①毛球　②毛乳头　③毛根　④毛囊
图 10-6　头皮光镜像 -2　①立毛肌　②皮脂腺　③毛根　④毛囊

实习十一

巩固与提高

（一）A1 型题
1．E　2．E　3．A　4．E　5．A　6．B　7．A　8．E　9．C　10．C
（二）X 型题
1．ABCD　2．BD　3．ABCE　4．ACDE　5．BCD
（三）名词解释
1．垂体门脉系统：垂体门微静脉及其两端的毛细血管网共同构成垂体门脉系统。下丘脑通过垂体门脉系统调节腺垂体远侧部内分泌细胞的分泌活动。

2．赫林体：HE 染色标本中脑垂体神经部内呈现的大小不等的嗜酸性团块，为轴突内分泌颗粒大量聚集所形成的结构。

（四）问答题

1．简述肾上腺的组织结构和功能。

肾上腺表面被覆结缔组织被膜，实质由皮质和髓质构成。

（1）皮质由外向内依次分为球状带、束状带和网状带。

①球状带细胞小，矮柱状或多边形，胞质内有少量脂滴，排列成球团状。细胞间为窦状毛细血管和少量结缔组织。分泌盐皮质激素。②束状带是皮质中最厚的部分，细胞大，多边形，胞质内含有大量脂滴，排列成单行或双行细胞索，索间为窦状毛细血管。分泌糖皮质激素。③网状带细胞小，胞质中含少量脂滴，排列成条索状，相互吻合成网。分泌雄激素及少量雌激素。

（2）髓质主要由髓质细胞、中央静脉和交感神经节细胞构成。髓质细胞也称为嗜铬细胞，体积较大，呈多边形，排列成团状或索状，相互吻合成网。髓质细胞分泌肾上腺素和去甲肾上腺素。交感神经节细胞可调节髓质细胞的激素合成和释放。

2．简述下丘脑与腺垂体、神经垂体的关系。

下丘脑与腺垂体在结构上并无直接联系，而是通过所产生的释放激素和释放抑制激素，经垂体门脉系统调节腺垂体远侧部各种细胞的分泌活动，使下丘脑和腺垂体成为功能整体。

神经垂体与下丘脑是一个结构和功能的整体，下丘脑神经核团的神经内分泌细胞的轴突经漏斗直抵神经部，神经纤维构成下丘脑垂体束。神经内分泌细胞合成的抗利尿激素和催产素形成分泌颗粒，沿轴突运送到神经部贮存，进而释放入毛细血管。

识图辨结构

图 11-1　甲状腺光镜像　①甲状腺滤泡上皮细胞　②滤泡旁细胞　③滤泡腔
图 11-2　肾上腺光镜像　①球状带　②束状带　③网状带　④髓质
图 11-3　脑垂体光镜像　①神经垂体神经部　②腺垂体远侧部　③腺垂体中间部
图 11-4　腺垂体远侧部光镜像　①嗜碱性细胞　②嗜酸性细胞　③嫌色细胞
图 11-5　神经垂体神经部光镜像　①无髓神经纤维　②垂体细胞　③赫林体
图 11-6　甲状旁腺光镜像　①主细胞　②嗜酸性细胞

实习十二

巩固与提高

（一）**A1** 型题

1．E　2．E　3．B　4．B　5．B　6．C　7．D　8．A　9．A　10．B

（二）**X** 型题

1．ACE　2．BE　3．DE　4．DE　5．ACD

（三）名词解释

1．皱襞：由消化管黏膜和部分黏膜下层共同向管腔内突出形成的皱褶，称为皱襞，可增大管腔的表面积。

2．肠绒毛：由小肠黏膜上皮和固有层共同向肠腔突出形成的结构。

（四）问答题

1．简述扩大小肠吸收面积的结构。

1）环形皱襞：由小肠黏膜和部分黏膜下层共同向肠腔突出形成的皱褶。

2）肠绒毛：由小肠上皮和固有层共同向肠腔突出形成。表面为单层柱状上皮，中轴为固有层结缔组织，内有 1～2 条纵行毛细淋巴管，即中央乳糜管。中央乳糜管周围有丰富的毛细血管网和少量纵行平滑肌纤维。

　　3）微绒毛：小肠上皮吸收细胞的细胞膜和细胞质伸出的微细指状突起。

　　2．试述胃底腺主细胞、壁细胞的光镜、电镜结构和功能。

　　胃底腺主细胞：①光镜结构：细胞呈锥体形或柱状；细胞核圆形，位于细胞基底部；基底部胞质呈强嗜碱性，顶部胞质含大量酶原颗粒。②电镜结构：核周胞质内含有丰富的粗面内质网和发达的高尔基复合体，顶部胞质有许多圆形或椭圆形的膜包被的酶原颗粒。③功能：合成和分泌胃蛋白酶原，经盐酸激活为有活性的胃蛋白酶，可对蛋白质进行初步的化学消化。

　　胃底腺壁细胞：① LM：细胞体积大，呈圆形或锥体形；细胞核圆形居中，可见双核；胞质呈强嗜酸性。② EM：壁细胞游离面的细胞膜内陷形成迂曲分支的小管，称细胞内分泌小管。细胞内分泌小管的腔面有许多微绒毛，其周围的细胞质内分布有许多小管与小泡，称微管泡系统。壁细胞还含有丰富的线粒体，少量粗面内质网和高尔基复合体。③功能：a．合成和分泌盐酸。盐酸能激活胃蛋白酶原变为胃蛋白酶，对食物中的蛋白质进行初步分解；盐酸还有杀菌作用。b．壁细胞还可分泌内因子。内因子能与食物中的维生素 B_{12} 结合形成复合物，使其在肠道中不被分解，并促进回肠对维生素 B_{12} 的吸收，供红细胞生成所需。

识图辨结构

图 12-1　食管光镜像 -1　①黏膜层　②黏膜下层　③肌层　④外膜

图 12-2　食管光镜像 -2　①上皮　②固有层　③黏膜肌层

图 12-3　胃黏膜光镜像 -1　①胃小凹　②胃底腺

图 12-4　胃黏膜光镜像 -2　①表面黏液细胞　②壁细胞　③主细胞

图 12-5　小肠绒毛光镜像　①吸收细胞　②纹状缘　③杯状细胞　④中央乳糜管

图 12-6　小肠腺光镜像　①帕内特细胞　②小肠腺

实习十三

巩固与提高

（一）**A1 型题**

1．B　2．A　3．D　4．E　5．A　6．B　7．E　8．D　9．D　10．D

（二）**X 型题**

1．ABCE　2．ABDE　3．ABCDE　4．ABCDE　5．ADE

（三）名词解释

　　1．泡心细胞：胰腺闰管的起始部上皮细胞插入腺泡腔内，称泡心细胞。

　　2．门管区：相邻肝小叶之间的三角形或不规则形结缔组织内，可见 3 种主要管道分支，为小叶间静脉、小叶间动脉和小叶间胆管，称为门管区。

（四）问答题

　　1．试述胰岛的细胞构成和功能。

　　答：胰岛是胰腺的内分泌部，为散在分布于外分泌部腺泡之间小岛状的内分泌细胞团。细胞类型包括：A 细胞，位于胰岛周边；B 细胞，位于中央；D 细胞，位于 A、B 细胞之间；PP 细胞，位于周边部，数量较少；还有少量 D1 细胞。其中 A 细胞分泌胰高血糖素，B 细胞分泌胰岛素，D 细胞分泌生长抑素，PP 细胞分泌胰多肽。

　　2．试述肝小叶的结构。

　　答：肝小叶由中央静脉、肝板、肝血窦、窦周隙和胆小管组成。中央静脉位于肝小叶中央，管壁由内皮和结缔组织构成，管壁上有肝血窦的开口。肝板是由一层肝细胞组成的板状结构，切片上为单细胞条索，又称肝索。肝细胞体积大，细胞核圆形，位于细胞中央，可见双核，胞质嗜酸性，有嗜碱性颗粒。电镜下肝细胞富含各种细胞器和包含物。肝板之间是血窦，其内皮细胞有孔，且间隙大，基膜不完整，外有网状纤维缠绕。血窦腔内有肝巨噬细胞。肝细胞与血窦内皮细胞之间为窦周隙，内含有少量网状纤维和贮脂细胞。相邻肝细胞膜凹陷形成的微细管道称胆小管。

识图辨结构

图 13-1　腮腺光镜像　①纹状管　②闰管　③浆液性腺泡

图 13-2　下颌下腺光镜像　①浆半月　②黏液性腺泡

图 13-3　胰腺外分泌部光镜像　①浆液性腺泡　②泡心细胞

图 13-4　胰腺光镜像　①胰岛　②外分泌部浆液性腺泡

图 13-5　肝光镜像 -1　①肝小叶　②中央静脉

图 13-6　肝光镜像 -2　①肝细胞索　②肝血窦

实习十四

巩固与提高

（一）A1 型题

1．D　2．A　3．D　4．D　5．D　6．D　7．B　8．D　9．D　10．C

（二）X 型题

1．ACDE　2．BCD　3．ABCDE　4．ABCE　5．ACDE

（三）名词解释

1．肺小叶：是肺的结构单位之一，肺小叶由一个细支气管连同它的分支及其终末的大量肺泡组成。肺小叶呈锥形，尖朝向肺门，底朝向肺表面，小叶间以结缔组织间隔，每叶肺含 50 ～ 80 个肺小叶。

2．气 - 血屏障：肺泡腔内的氧气与肺泡隔毛细血管内血液携带的二氧化碳之间进行气体交换所通过的结构，由肺泡表面液体层、Ⅰ型肺泡细胞与基膜、薄层结缔组织、连续性毛细血管基膜与内皮构成。

（四）问答题

1．试述气管管壁的结构与功能特点。

管壁由黏膜、黏膜下层和外膜构成。黏膜：上皮为假复层纤毛柱状上皮，由纤毛细胞、杯状细胞、基细胞、刷细胞和弥散神经内分泌细胞（小颗粒细胞）构成。上皮基膜较厚，固有层结缔组织中富含弹性纤维、弥散淋巴组织和浆细胞。黏膜下层：由疏松结缔组织构成，含血管、淋巴管、神经和较多的混合腺。外膜：由 16 ～ 18 个 "C" 形透明软骨环和结缔组织构成。软骨环之间以弹性纤维构成膜状韧带连接；软骨环缺口处有弹性纤维和平滑肌束。功能：上皮游离面的纤毛可向咽侧呈规律而快速的摆动，纤毛表面有杯状细胞和混合腺分泌的黏液和浆液构成的黏液屏障，可黏附吸入气体中的异物、细菌等而净化气体。基膜、淋巴组织及浆细胞也是防御装置的组成部分。外膜中的软骨环则是气管的支架；软骨间的韧带使气道保持通畅而具弹性；缺口处的弹性纤维、平滑肌束与其相邻食管的结构和功能协调有关。

2．试述肺泡上皮的结构及与呼吸功能的关系

（1）Ⅰ型肺泡细胞：数量少，但覆盖肺泡表面积的 95%。

光镜：细胞体扁平，含核部分厚、突向肺泡腔，无核部分薄。

电镜：相邻的Ⅰ型肺泡细胞、或与Ⅱ型肺泡细胞之间有紧密连接。细胞器少，细胞质内有吞饮小泡，内含吞入的表面活性物质和微小尘粒。

功能：参与构成气 - 血屏障。

（2）Ⅱ型肺泡细胞：位于Ⅰ型肺泡细胞之间。数量多，但仅覆盖肺泡表面的 5% 左右。

光镜：细胞呈立方形或圆形，顶端突入肺泡腔。细胞核圆形，胞质着色浅，呈泡沫状。

电镜：细胞游离面有少量微绒毛。细胞质内富含线粒体、溶酶体和粗面内质网，较发达的高尔基复合体，细胞核上方有较多的分泌颗粒，颗粒内有平行排列的板层状结构，称为嗜锇性板层小体，主要成分为磷脂（表面活性物质）。

功能：释放表面活性物质，降低肺泡表面张力。Ⅱ型肺泡细胞有分裂、增殖和分化为Ⅰ型肺泡细胞的潜能。

识图辨结构

图 14-1　气管光镜像 -1　①黏膜　②黏膜下层　③外膜

图 14-2　气管光镜像 -2　①黏液性腺泡　②混合性腺泡　③浆液性腺泡

图 14-3　肺光镜像 -1　①呼吸性细支气管　②肺泡管

图 14-4　肺光镜像 -2　①细支气管　②肺泡囊

图 14-5　肺光镜像 -3　①Ⅰ型肺泡细胞　②Ⅱ型肺泡细胞

图 14-6　肺光镜像 -4　①肺巨噬细胞　②肺泡隔

实习十五

巩固与提高

（一）A1 型题

1．C　2．E　3．D　4．B　5．C　6．B　7．A　8．B　9．B　10．B

（二）X 型题

1．ABD　2．ABD　3．BCDE　4．ABCDE　5．ABCD

（三）名词解释

1．肾单位：是肾形成尿液的结构和功能单位，由肾小体和肾小管组成。每个肾约有 1 万个以上的肾单位。按照肾小体的分布位置，可将肾单位分为浅表肾单位和髓旁肾单位，前者位于皮质浅层和中层，后者位于皮质深层。

2．滤过膜：又称滤过屏障，由血管球毛细血管的有孔内皮、基膜和足细胞裂孔膜 3 层结构组成。当血液流经血管球毛细血管时，血浆内部分物质在较高压力下经滤过膜进入肾小囊腔。

（四）问答题

1．试述近曲小管和远曲小管的形态结构特点及功能。

答：近曲小管光镜下结构特点：管径较粗，管腔较小而不规则。管壁上皮细胞呈立方形或锥体形，体积较大，相邻细胞分界不清。细胞核呈圆形，位于基底部，胞质嗜酸性，着色较深。上皮细胞腔面有刷状缘，基底部有基底纵纹。电镜结构特点：游离面有大量密集而排列整齐的微绒毛，微绒毛基底部之间细胞膜内陷形成顶小管和顶小泡。上皮细胞的侧面有许多侧突。细胞基部有发达的质膜内褶，内褶之间有许多纵向排列的杆状线粒体。基底部质膜上有丰富的钠泵。功能：原尿重吸收的主要场所，并在有机离子转运和药物排泄中起重要作用。

远曲小管光镜下结构特点：管径较细，管腔较大而规则。管壁上皮细胞呈立方形，体积较小，细胞分界较清楚。细胞核圆形位于细胞中央，细胞质弱嗜酸性，着色较浅。游离面无刷状缘。基底部纵纹较明显。电镜结构特点：细胞游离面有少量短而小的微绒毛，基底部可见质膜内褶，质膜内褶间线粒体细长，基底部质膜上有钠泵。功能：离子交换的重要部位，受醛固酮、抗利尿激素调节，具有保水、保 Na^+、排 K^+ 等功能。

识图辨结构

图 15-1　肾光镜像 -1　①皮质迷路　②髓放线

图 15-2　肾光镜像 -2　①肾小体　②近曲小管　③远曲小管

图 15-3　肾光镜像 -3　①近直小管　②远直小管

图 15-4　肾光镜像 -4　①致密斑　②近曲小管

图 15-5　肾光镜像 -5　①集合小管　②细段
图 15-6　输尿管光镜像　①黏膜　②肌层　③外膜

实习十六

巩固与提高

（一）**A1 型题**

1．B　2．B　3．C　4．B　5．C　6．E　7．C　8．B　9．C　10．B

（二）**X 型题**

1．ABCDE　2．BCDE　3．ACE　4．ABCD　5．ACD

（三）**名词解释**

1．精子发生：是指精原细胞形成精子的过程。包括：①精原细胞增殖分化为初级精母细胞；②初级精母细胞经过 DNA 复制后进行第一次减数分裂，形成次级精母细胞；③次级精母细胞进行第二次减数分裂产生精子细胞；④精子细胞经过复杂的变态，由圆形细胞转变为蝌蚪状的精子。

2．血 - 睾屏障：是生精小管与血液之间的屏障结构，由毛细血管内皮和基膜、薄层结缔组织、生精小管基膜及支持细胞间的紧密连接组成。

（四）问答题

1．简述生精小管的结构。

生精小管由生精上皮构成，生精上皮包括睾丸支持细胞和各级生精细胞。生精细胞自基底至腔面，依次有精原细胞、初级精母细胞、次级精母细胞、精子细胞和精子。

①精原细胞：紧贴基膜，细胞较小，呈圆形或椭圆形，核圆，着色较深。②初级精母细胞：位于精原细胞近腔侧，较大，呈圆形，核大而圆，核内粗大的染色体交织成丝球状。③次级精母细胞：体积与精原细胞相近，细胞核圆形，染色较深。④精子细胞：近腔面，较小，核圆形，染色深。⑤精子：形似蝌蚪，分头、尾两部分，成群附于支持细胞的顶端。

支持细胞：基底部位于基膜上，游离面至腔面。细胞轮廓不清，核呈卵圆形或不规则形，核染色质稀疏，着色浅，核仁明显，参与血 - 睾屏障的形成。

2．简述精子发生过程。

精子发生是指由精原细胞发育为精子的过程，该过程经历 3 个阶段：精原细胞的增殖、精母细胞的减数分裂和精子细胞的变态。在第 1 个阶段中，A 型精原细胞作为干细胞通过有丝分裂不断增殖，一部分 A 型精原细胞继续作为干细胞，另一部分精原细胞从 A 型分化为 B 型，并经数次分裂后分化为初级精母细胞；在第 2 阶段中，初级精母细胞经历两次减数分裂，经次级精母细胞阶段最后形成单倍体的精子细胞；在第 3 阶段中，圆形的精子细胞不再分裂，而是经过一系列的形态结构变化，最后发育为蝌蚪形的精子。

识图辨结构

图 16-1　睾丸被膜光镜像　①鞘膜脏层　②白膜
图 16-2　睾丸生精小管光镜像　①精原细胞　②初级精母细胞　③精子细胞　④支持细胞
图 16-3　睾丸间质光镜像　①睾丸间质细胞
图 16-4　输出小管光镜像　①高柱状纤毛细胞　②平滑肌层
图 16-5　附睾光镜像　①附睾管
图 16-6　附睾管镜像　①假复层柱状上皮　②平滑肌层

实习十七

（一）A1 型题

1．D　2．D　3．C　4．C　5．B　6．C　7．A　8．D　9．B　10．B

（二）X 型题

1．ABCDE　2．ACD　3．BCDE　4．ABCD　5．ABCDE

（三）名词解释

1．排卵：成熟卵泡中的次级卵母细胞、透明带、放射冠随卵泡液自卵巢排出的过程。

2．黄体：排卵后，残留于卵巢内的卵泡壁塌陷，卵泡膜的结缔组织和血管伸入颗粒层，发育成一个大而富含血管的内分泌细胞团，称黄体。

3．月经周期：自青春期开始到绝经期止，在卵巢产生的雌激素和孕激素的作用下，子宫内膜功能层发生周期性变化，表现为每 28 天左右一次的内膜功能性脱落、出血及修复和增生，这种周期性变化称月经周期。

（四）问答题

1．简述卵泡的发育过程。

卵泡是由中央的一个卵母细胞和其周围的卵泡细胞组成的球状结构。卵泡的发育是一个连续过程，其结构发生一系列变化，一般将其分为原始卵泡、生长卵泡和成熟卵泡 3 个阶段。原始卵泡位于卵巢皮质浅层，体积小，数量多，是相对静止的卵泡。由一个初级卵母细胞及周围单层扁平的卵泡细胞组成。青春期后，部分静止的原始卵泡开始生长发育，成为生长卵泡。卵泡细胞由原始卵泡的扁平形变为立方或柱状是卵泡开始生长的形态学标志。生长卵泡又可分为初级卵泡和次级卵泡两个阶段。初级卵泡由中央的一个初级卵母细胞和周围单层或多层的卵泡细胞组成，卵泡细胞呈立方或柱状，卵泡细胞之间无卵泡腔，卵母细胞与卵泡细胞之间出现透明带。初级卵泡继续发育，卵泡细胞之间出现卵泡腔，此时的卵泡称为次级卵泡。成熟卵泡是卵泡发育的最后阶段，体积很大，直径可达 1.5 ～ 2.0 cm，并向卵巢表面突出。此阶段卵泡腔不断增大，颗粒层细胞不再分裂增多，因此卵泡壁很薄，其余结构与次级卵泡基本相似。

2．简述子宫内膜的周期性变化及与卵巢的对应关系。

自青春期开始，子宫内膜在卵巢激素的作用下，出现周期性变化，一般每隔 28 天出现一次子宫内膜功能层剥脱、出血及修复和增生，称为月经周期。一般分为三期：月经期、增生期和分泌期。

（1）月经期：月经周期的第 1 ～ 4 天，一般历时 3 ～ 5 天，出血量 50 ～ 100 ml。此时，卵巢中的月经黄体退化，雌激素和孕激素的分泌减少，使子宫内膜中螺旋动脉收缩，造成子宫内膜功能层缺血坏死，子宫腺停止分泌，内膜萎缩。经一段时间后，螺旋动脉突然扩张，使毛细血管充血以致破裂，血液聚积于子宫内膜功能层。随着积血的增多，最后突破上皮流入宫腔，随脱落的子宫内膜碎片经阴道排出，即为月经。在月经期末，功能层尚未完全脱落，基底层的子宫腺细胞及基质细胞就开始分裂增生，修复子宫内膜，进入增生期。

（2）增生期：月经周期的第 5 ～ 14 天，一般历时 8 ～ 10 天。此时卵巢内有若干卵泡生长发育，故称卵泡期。由于卵泡生长并分泌雌激素，使子宫内膜修复增生，此期的组织结构表现为：①残留子宫腺底部（基底层）向内膜表面生长，逐渐形成新的上皮；②子宫腺增长、弯曲；③螺旋动脉也增长、弯曲；④基质细胞增多，基质增加，结果使内膜增厚，达 2 ～ 4 mm，接着进入分泌期。

（3）分泌期：月经周期的第 15 ～ 28 天，一般历时 14 天左右。此时卵巢已排卵并逐渐形成黄体，故称黄体期。由于黄体分泌孕酮和少量雌激素，刺激子宫内膜更进一步增厚，表现为：①子宫腺更长、更弯曲，分支增多，腺腔增大，腺上皮细胞开始分泌；②螺旋动脉更长、更弯曲，并到达内膜浅层；③基质细胞更多，合成的基质增加，使内膜更厚，可达 5 ~ 7 mm。分泌晚期基质细胞开始分化，一部分基质细胞体肥大变圆，胞质内充满糖原颗粒和脂滴，称为前蜕膜细胞；另一部分基质细胞体积缩小，胞质内有分泌颗粒，称内膜颗粒细胞。此时如果卵细胞受精，内膜将继续增厚，前蜕膜细胞变为蜕膜细胞，内膜颗粒细胞分泌松弛素。如果卵细胞未受精，卵巢内的月经黄体退化，孕酮和雌激素减少，子宫内膜功能层又将萎缩、剥落，即进入另一个月经周期。

识图辨结构

图 17-1　卵巢光镜像　①白膜　②原始卵泡　③初级卵泡

图 17-2　初级卵泡光镜像　①初级卵母细胞　②卵泡细胞

图 17-3　次级卵泡光镜像　①卵丘　②卵泡腔

图 17-4　输卵管光镜像　①纤毛细胞　②分泌细胞

图 17-5　子宫壁（增生期）光镜像　①子宫内膜　②子宫肌层

图 17-6　子宫内膜（分泌期）光镜像　①子宫腺　②固有层

实习十八

巩固与提高

（一）**A1 型题**

1．A　2．A　3．C　4．D　5．B　6．C　7．B　8．D　9．D　10．D

（二）**X 型题**

1．BCE　2．BCD　3．ABCD　4．ABC　5．BCDE

（三）名词解释

1．黄斑：是视网膜后极的一浅黄色区域，正对视轴处，呈横向椭圆形，直径 1 ~ 3 mm，其中央有一浅凹，称中央凹。中央凹是视网膜最薄的部分，只有色素上皮细胞和视锥细胞。视锥细胞与双极细胞、节细胞之间形成一对一的联系，能精确传导视觉信息，故中央凹是视觉最敏锐的部位。

2．螺旋器：又称柯蒂氏器，位于膜蜗管的基底膜上，由基底膜上皮增厚形成，呈螺旋状的膨隆结构。由支持细胞和毛细胞组成，螺旋缘上皮形成薄板状胶质性盖膜覆盖于螺旋器上，螺旋器是听觉感受器。

（四）问答题

1．试述角膜的结构。

角膜为透明圆盘状结构，弯曲度大于眼球外壁的其他部分，故略向前方突出。角膜中央较薄，周边较厚。角膜内不含血管和淋巴管，营养由房水和角膜缘的血管以渗透方式供应。从前向后可分为 5 层：①角膜上皮：为未角化的复层扁平上皮，由 5 ~ 6 层排列整齐的细胞构成。上皮内有丰富的游离神经末梢，因此角膜感觉敏锐。②前界层：为不含细胞的薄层结构，由胶原原纤维和基质构成。③角膜基质：约占角膜厚度的 90%，主要成分为多层与表层平行的胶原板层，含较多水分。胶原板层内分布有成纤维细胞，能产生基质和纤维，参与角膜损伤的修复。④后界层：比前界层薄，由基板和网板构成，均质透明。⑤角膜内皮：为单层扁平上皮，参与后界层的形成。

2．试述膜蜗管的结构与功能。

膜蜗管盘绕蜗轴两周半，横切面为三角形，上壁为薄的前庭膜，呈外高内低的斜行走向。外侧壁的上皮为特殊的含毛细血管的复层上皮，称血管纹。上皮下方为增厚的骨膜，称螺旋韧带。下壁由内侧的骨螺旋板和外侧的膜螺旋板（基底膜）共同构成。骨螺旋板是蜗轴的骨组织向外延伸形成的螺旋形薄板，基底膜内侧与骨螺旋板相连，外侧与螺旋韧带相连。朝向膜蜗管的上皮为单层柱状，并局部膨隆形成螺旋器；朝向鼓室阶的上皮为单层扁平。骨螺旋板起始处的骨膜增厚，突入膜蜗管形成螺旋缘。螺旋缘向膜蜗管中伸出一末端游离的薄板状胶质性盖膜覆盖于螺旋器上。

识图辨结构

图 18-1　眼球光镜像　①角膜　②虹膜　③晶状体　④视神经部

图 18-2　角膜光镜像　①角膜上皮　②前界层　③角膜基质　④后界层　⑤角膜内皮

图 18-3　虹膜光镜像　①前缘层　②虹膜基质　③虹膜上皮

图 18-4　视网膜光镜像　①节细胞层　②双极细胞层　③视细胞层　④色素上皮层

图 18-5　耳蜗光镜像　①蜗轴　②鼓室阶　③前庭阶　④蜗管

图 18-6　蜗管光镜像　①前庭阶　②前庭膜　③盖膜　④螺旋器　⑤鼓室阶

实习十九

巩固与提高

（一）A1 型题

1．C　2．D　3．C　4．A　5．E　6．E　7．D　8．B　9．E　10．E

（二）名词解释

胎盘屏障：胎儿血与母体血在胎盘内进行物质交换所通过的结构，称为胎盘膜或胎盘屏障。早期人胚的胎盘膜较厚，从绒毛间隙至绒毛毛细血管内依次分为 5 层：①合体滋养层；②细胞滋养层及基膜；③绒毛结缔组织；④毛细血管基膜；⑤毛细血管内皮。胚胎发育后期，由于细胞滋养层逐渐消失，胎盘膜变薄，母血与胎儿血之间仅隔以合体滋养层、共同基膜和绒毛毛细血管内皮 3 层。

（三）问答题

1．试述二胚层胚盘的来源及构成。

胚泡植入的同时，内细胞群继续增殖分化，在远离极端滋养层的一侧分化出一层整齐的立方形细胞，称为下胚层。在下胚层上方，内细胞群中的其余细胞分化成为一层柱状细胞，称为上胚层，上、下胚层紧密相贴，构成二胚层胚盘。

2．试述原条及中胚层的形成。

在第 3 周初，胚盘上胚层细胞向尾侧中线迁移，形成一条细胞索，称为原条。它的产生决定了胚盘的头尾方向，即原条出现侧为尾侧端，其前方为头端。原条的背侧中央出现一条浅沟，称为原沟。原沟底部的上胚层细胞在上、下胚层之间呈翼状扩展迁移，首先进入下胚层，并逐渐全部置换下胚层细胞，形成一层新的细胞，称为内胚层；由上胚层迁出的另一部分细胞则在上胚层与新形成的内胚层之间扩展，逐渐形成一层新的细胞，称为中胚层。中胚层与胚外中胚层在胚盘的周缘相连。

识图辨结构

图 19-1　卵裂模型图　①桑葚胚　②卵裂球

图 19-2　胚泡模型图　①滋养层　②胚泡腔　③内细胞群

图 19-3　二胚层胚盘模型图　①上胚层　②卵黄囊

图 19-4　胎盘模型图　①绒毛干　②底蜕膜　③丛密绒毛膜

图 19-5　鸡胚横切面光镜像　①外胚层　②体节　③脊索

图 19-6　胎盘绒毛光镜像　①胎儿毛细血管　②绒毛内结缔组织　③合体滋养层

实习二十

巩固与提高

（一）A1 型题

1．C　2．A　3．B　4．D　5．C　6．E　7．D　8．C　9．B　10．A

（二）名词解释

1．唇裂：因上颌隆起与同侧的内侧鼻隆起未愈合所致。唇裂多为单侧，也可见双侧者。如内侧鼻隆起发育不良导致人中缺损，则出现正中宽大唇裂。

2．面斜裂：因上颌隆起与同侧的外侧鼻隆起未愈合所致。

3．腭裂：多因正中腭突与外侧腭突未愈合或左、右外侧腭突未愈合所致。

（三）问答题

1．口凹由哪些结构围成？

口凹由额鼻隆起、1 对上颌隆起和 1 对下颌隆起围成。口凹的底部是口咽膜。

2．颜面形成的原基有哪些？

颜面形成的原基包括额鼻隆起、1 对上颌隆起、1 对下颌隆起、1 对内侧鼻隆起、1 对外侧鼻隆起。

识图辨结构

图 20-1　颜面形成过程示意图　①额鼻隆起　②鼻板　③内侧鼻隆起　④外侧鼻隆起　⑤口凹　⑥上颌隆起　⑦下颌隆起　⑧鼻窝　⑨眼

图 20-2　腭形成示意图　①正中腭突　②外侧腭突　③鼻中隔　④切齿孔　⑤腭

实习二十一

巩固与提高

（一）A1 型题

1．E　2．D　3．C　4．E　5．C　6．D　7．A　8．A　9．B　10．B

（二）X 型题

1．BC　2．ABCDE　3．ABE　4．AD　5．ACE

（三）名词解释

1．肝憩室：为前肠末端腹侧壁的内胚层细胞增生形成的一个向外突出的囊状结构，为肝和胆的原基。肝憩室生长迅速并伸入到原始横膈内，末端膨大，分为头、尾两支。头支较大，是形成肝的原基；尾支较小，将演变为胆囊及胆道。头支生长迅速，形成树枝状分支，其近端分化为肝管及小叶间胆管，远端分支旺盛，形成肝细胞索，肝索上下叠加形成肝板。

2．新生儿肺透明膜病：由于肺泡 Ⅱ 型细胞分化不良，不能分泌足够的表面活性物质，致使肺泡表面张力增大。胎儿出生后，因肺泡不能随呼吸运动而扩张，出现呼吸困难。光镜下可见肺泡萎缩、间质水肿、肺泡上皮表面覆盖一层从血管渗出的透明状血浆蛋白膜，故称为新生儿肺透明膜病。

（四）问答题

试述中肠袢的发生及旋转过程。

人胚第 5 周，中肠快速生长，形成以卵黄蒂为界、向腹侧弯曲的"U"形中肠袢。分头、尾两支，尾支近卵黄蒂处有盲肠突，为小肠和大肠的分界线，是盲肠和阑尾的原基。第 6 周，中肠袢生长迅速，肝、肾相继增大，中肠袢突入脐带内的胚外体腔，即脐腔，形成生理性脐疝。中肠袢在脐腔中继续生长，以肠系膜上动脉为轴（从腹面观）作逆时针旋转 90°，使中肠袢由矢状位转为水平位，头支从上方转到右侧，尾支从下方转到左侧。至第 10 周，由于腹腔容积相对增大，中肠袢陆续从脐腔退回腹腔，随后脐腔闭锁。在中肠袢退回腹腔的过程中，头支在前，尾支随后，继续作逆时针旋转180°。头支的头端沿尾侧转至左侧，其余盘于腹腔中部，演化为空肠和回肠的大部分；尾支沿头侧转至右侧，居腹腔周边，演化为回肠末段至横结肠的右2/3。盲肠突最初位于肝下，随肝的增大，后降至右髂窝，升结肠形成。盲肠突近段发育为盲肠，远段形成阑尾。降结肠尾段移向中线，形成乙状结肠。人胚第6周以后，与中肠祥相连的卵黄蒂退化闭锁，最终消失。

识图辨结构

图21-1　气管食管瘘示意图　①食管　②气管　③瘘管　④食管闭锁　⑤瘘管

图21-2　喉气管憩室的发生和演化　①食管　②喉气管憩室　③气管食管隔　④肺芽

图21-3　肝胰发生示意图　①肝憩室头支　②肝憩室尾支　③背胰　④腹胰　⑤十二指肠大乳头

图21-4　咽囊演化示意图　①第2咽囊　②第3咽囊腹侧　③鼓膜　④下甲状旁腺原基　⑤胸腺

图21-5　中肠发育相关畸形　①回肠憩室　②脐粪瘘　③先天性脐疝

图21-6　肛门闭锁示意图　①肛凹　②直肠末端闭锁　③直肠阴道瘘　④直肠尿道瘘

实习二十二

巩固与提高

（一）A1型题

1．D　2．C　3．D　4．E　5．C　6．B　7．A　8．E　9．B　10．A

（二）名词解释

1．输尿管芽：中肾管末端近泄殖腔处向背侧头端突出形成的一个盲管，称为输尿管芽。

2．生后肾原基：在输尿管芽的诱导下，胚体尾部生肾索中胚层组织分化，细胞密集并呈帽状包围在输尿管芽的末端，称为生后肾原基。

3．多囊肾：由于远端小管未与集合小管接通，或集合小管发育异常，导致管腔阻塞，尿液积聚，肾内出现大小不等的囊泡，称为多囊肾。

4．隐睾：足月儿在生后6周内或早产儿在生后3个月内，睾丸未下降至阴囊而停留在腹腔或腹股沟等处，称为隐睾。

5．先天性腹股沟疝：多见于男性，由于腹腔与睾丸鞘突间的通道未闭合，当腹压增大时，部分肠祥突入睾丸鞘膜腔而形成的腹股沟疝。

（三）问答题

1．简述后肾的发生（输尿管芽和生后肾原基的形成及其演化）。

后肾是人体的永久肾，在人胚第5周，起源于输尿管芽和生后肾原基。输尿管芽是中肾管末端近泄殖腔处向背侧头端发出的一个盲管，反复分支，其主干演变为输尿管、肾盂，各级分支演变为肾盏和集合小管。输尿管芽伸入生肾索尾端，诱导其中胚层分化形成生后肾原基。生后肾原基细胞团内部逐渐分化成"S"形的后肾小管，进而形成肾小管各段及肾小囊；肾小管一端与集合小管的盲端相通连，另一端的肾小囊包绕由肾动脉的细小分支形成的毛细血管球，共同构成肾小体。生后肾原基的外周组织形成肾被膜和肾内结缔组织。

2．简述中肾管和中肾旁管的形成、演化。

中肾管是在中肾发育时，中肾小管外侧端与向尾侧延伸的前肾管相吻合，前肾管改称为中肾管。在男性，中肾管演变为附睾管、输精管、射精管和精囊；在女性则退化。

中肾旁管由中肾嵴外侧的体腔上皮内陷卷褶而成。在男性，睾丸支持细胞产生的抗中肾旁管激素抑制中肾旁管的发育，使其退化消失；在女性，中肾旁管头段和中段演化为输卵管，下段左、右合并后，管腔融合，演变为子宫及阴道穹部。

识图辨结构

图 22-1　第 5 周人胚模型图　①生殖腺嵴　②中肾嵴

图 22-2　第 5 周中、后肾示意图　①中肾小管　②中肾管　③输尿管芽　④生后肾原基

图 22-3　第 7 周泄殖腔分隔示意图　①尿生殖窦　②原始直肠　③生殖腺嵴　④中肾管 ⑤输尿管芽　⑥生后肾原基

图 22-4　第 6 周生殖腺、生殖管道示意图　①中肾小管　②中肾管　③初级性索　④中肾旁管

图 22-5　男性生殖腺、生殖管道发育示意图　①初级性索发育的生精小管　②中肾管 ③中肾小管

图 22-6　女性生殖腺、生殖管道发育示意图　①次级性索　②中肾旁管　③窦结节

实习二十三

巩固与提高

（一）A1 型题

1．C　2．A　3．B　4．A　5．C　6．C　7．C　8．C　9．B　10．B

（二）名词解释

1．卵圆孔：是胚胎时期心房分隔过程中留下的孔。第 5 周末，在第 Ⅰ 房间隔右侧又出现一个较厚的镰状隔膜，称第 Ⅱ 房间隔，该隔也向心内膜垫延伸，在其尾侧保留的卵圆形孔，称卵圆孔。

2．房间隔缺损：由房间隔发育异常而引发的左、右心房相通的畸形。可由下列原因产生：①卵圆孔瓣上出现许多穿孔；②第 Ⅰ 房间隔在形成第 Ⅱ 房间孔时过度吸收，导致卵圆孔瓣过小，不能完全遮盖卵圆孔；③第 Ⅱ 房间隔发育异常，形成过大的卵圆孔，不能完全被卵圆孔瓣遮盖；④第 Ⅰ 房间隔过度吸收，同时第 Ⅱ 房间隔又形成过大的卵圆孔，导致更大的房间隔缺损。此外，心内膜垫发育不全，第 Ⅰ 房间隔不能与其融合，也可造成房间隔缺损。

3．室间隔缺损：由室间隔发育不全而引发的左、右心室相通的畸形。有室间隔膜部缺损和室间隔肌部缺损两种情况。膜部缺损较常见，是由于心内膜垫或心球嵴发育不良，在室间隔膜部形成时不能和室间隔肌部融合所致。肌部缺损较少见，是由于其形成过程中心肌膜组织过度吸收，造成室间隔肌部出现一个或多个孔道，使左、右心室相通。

4．法洛四联症：包括 4 种缺陷：即肺动脉狭窄、室间隔缺损、主动脉骑跨和右心室肥大。这种畸形多由于主动脉肺动脉隔偏向肺动脉侧造成，引起肺动脉狭窄，右心室排血受阻，压力增高，导致其代偿性肥大。

（三）问答题

1．试述心房内部分隔过程，其心内分流作用及常见先天性畸形。

答：人胚第 4 周末，心房分隔时，在其顶部背侧壁的正中线处发生一个镰状隔膜，称第 Ⅰ 房间隔，它向心内膜垫延伸，其尾缘与心内膜垫之间留有一孔称第 Ⅰ 房间孔。该孔封闭后，在第 Ⅰ 房间隔的上部中央又出现一个孔，称第 Ⅱ 房间孔。第 5 周末，在第 Ⅰ 房间隔右侧又发生一个较厚的镰状隔膜，称第 Ⅱ 房间隔，该隔也向心内膜垫延伸，在其下方保留的卵圆形孔称卵圆孔。在心房分隔中，第 Ⅱ 房间隔上部正好遮盖第 Ⅱ 房间孔；而第 Ⅰ 房间隔下部恰好遮盖卵圆孔，成为卵圆孔瓣。出生前，由于右心房内压力高于左心房，故下腔静脉进入右心房的血液大部分经卵圆孔进入左心房，而左心房的血液却不能倒流入右心房。胎儿出生后，肺循环建立，这时左心房内压力大于右心房，使第 Ⅰ 房间隔和第 Ⅱ 房间隔紧密相贴，左、右心房完全分隔，卵圆孔约在出生后 1 年左右完全封闭。心房分隔中最常见的心脏畸形是卵圆孔未闭导致的房间隔缺损，它是由于卵圆孔瓣过小或卵圆孔过大，致使第 Ⅰ 房间隔不能完全遮盖卵圆孔所致。

2．试述心室内部分隔过程及常见先天性畸形。

答：人胚第 4 周末，心室底壁近心尖处组织向心内膜垫方向生长，形成一半月形肌性隔膜，称室间隔肌部，它向心内膜垫方向生长，在室间隔上方留有一孔，称室间孔。于第 7 周末，此孔由室间隔膜部所封闭。室间隔膜部形成过程：左、右心球嵴对向生长并向下延伸，心内膜垫也向室间孔延伸，分别与左右心球嵴、室间隔肌部的游离缘融合，形成室间隔膜部。常见的先天性畸形——室间隔缺损，多由于心内膜垫或心球嵴发育不良所致。

3．试述心球和动脉干的分隔过程及常见先天性畸形。

答：人胚发育第 5 周时，心球和动脉干的心内膜下组织增生，形成两条相对的嵴，分别称为心球嵴和动脉干嵴，两条嵴在中线融合成一条螺旋形的隔膜，称主动脉肺动脉隔，将动脉干和心球分隔成肺动脉干和升主动脉。以后心球并入心室，故肺动脉和右心室相通，主动脉和左心室相通。主动脉、肺动脉开口处的内膜下组织增厚形成半月瓣。常见的先天性畸形是法洛四联症，包括四种缺陷：即肺动脉狭窄、室间隔缺损、主动脉骑跨和右心室肥大。这种畸形多由于主动脉肺动脉隔偏向肺动脉侧，引起肺动脉狭窄、肥大的主动脉骑跨在室间隔膜部缺损处。由于肺动脉狭窄，右心室排血受阻，导致其代偿性肥大。

识图辨结构

图 23-1　心脏内部分隔过程示意图　①原发隔（第 I 房间隔）　②继发孔（第 II 房间孔）③原发孔（第 I 房间孔）　④心内膜垫　⑤室间孔　⑥肌性室间隔　⑦继发隔（第 II 房间隔）⑧卵圆孔　⑨膜性室间隔

图 23-2　室间隔膜部形成示意图　①左球嵴底端　②右球嵴底端　③心内膜垫　④膜性室间隔